中华医典

健康成都·中医药文化系列

难经　华氏中藏经　脉经

第三辑

主编　舒畅　尹波

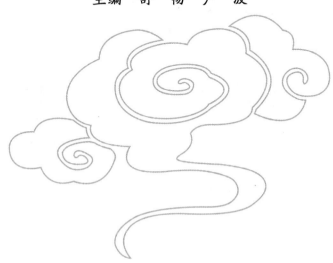

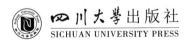

四川大学出版社
SICHUAN UNIVERSITY PRESS

图书在版编目（CIP）数据

中华医典．第三辑／舒畅，尹波主编．— 成都：四川大学出版社，2023.2
（健康成都．中医药文化系列）
ISBN 978-7-5690-5931-1

Ⅰ．①中… Ⅱ．①舒… ②尹… Ⅲ．①中医典籍 Ⅳ．①R2-5

中国国家版本馆 CIP 数据核字（2023）第 015608 号

书　　　名：中华医典（第三辑）
　　　　　　Zhonghua Yidian (Di-san Ji)
主　　　编：舒　畅　尹　波
丛 书 名：健康成都·中医药文化系列

选题策划：刘慧敏
责任编辑：刘慧敏
责任校对：舒　星
装帧设计：墨创文化
责任印制：王　炜

出版发行：四川大学出版社有限责任公司
　　　　　地址：成都市一环路南一段 24 号（610065）
　　　　　电话：（028）85408311（发行部）、85400276（总编室）
　　　　　电子邮箱：scupress@vip.163.com
　　　　　网址：https://press.scu.edu.cn
印前制作：四川胜翔数码印务设计有限公司
印刷装订：四川盛图彩色印刷有限公司

成品尺寸：170mm×240mm
印　　张：17.75
字　　数：304 千字

版　　次：2023 年 4 月 第 1 版
印　　次：2023 年 4 月 第 1 次印刷
定　　价：128.00 元

扫码获取数字资源

四川大学出版社
微信公众号

凡 例

一、本丛书收录范围为先秦到清末的中医古籍经典文献，因卷帙浩繁，体例所限，择其要者而收之。

二、所收古籍，每种皆选择善本或足本，原则上以底本为主。因本丛书按辑出版，各书体例、用字原本就不尽统一，故通假字、异体字、俗体字不强求统一，由各书点校者视各书具体情况而定，尤其涉及特殊情况者，各书点校者可另拟恰当凡例。

三、每种书前均撰写提要，简述本书作者、版本流传、价值及意义。

四、凡有歧义者，加脚注。

五、有些书，如张仲景的《伤寒论》和《金匮要略》，既是指导性的医理经典，又是伤寒杂病的临床医学经典，具有医学的指导性意义，故置于"医理经典"中。

六、中医古籍原版采用繁体竖排，为适应现代人阅读习惯，本丛书均改为简体横排。为适应版式之变化，对原书的个别用语做了调整，如改"右引"为"上引"之类。

健康成都

历史理性与文化智慧交融的城市

——写在"健康成都·中医药文化系列"丛书刊行之际

明清以降，"西学东渐"，中国传统文化"面临千年未有之大变局"，中医作为其重要组成部分，同样经历了艰难曲折的发展历程。但正所谓"否极泰来"，随着我国综合国力的提升与文化自信的建构，以及群众对健康需求的提高，中医面临着近现代以来前所未有的发展机遇。

仰观俯察，重返历史现场，延伸历史视野，无论何时，当我们审视传统医学这一历久弥新的学科时，都无法回避历史与现实。历史是由大量的史实构成的，而"所有的历史都是当代史"，我们每个人都处在当下，都需要具备宏通的历史知识和敏锐的洞察力。

洞彻中华民族"观乎人文，以化成天下"的文化特质，则"为天地立心，为生民立命，为往圣继绝学，为万世开太平"的崇高理念，仍是全体中医人必须承担的责任与精神价值所在，亦是中医回归主流的必然选择。

中医之道，是升华生命的生生不息之道；中医之学，是生命健康的文化与技术；中医之术，是生命健康法则的实践与运用；中医精神，则如传统文化一样，能达于生命时空的每个角落。成都市建设"国际知名的文化之都"的目标，为中医事业的发展开辟了广阔的领域，涵括了更为广泛的人事因缘，于激荡的历史中深植理性与智慧，因此有了本系列丛书之刊行。借此，愿成都更从容睿智，更健康美丽，更祥和温煦！

是为序。

傅勇林[①]

2012 年 2 月 15 日

---

① 傅勇林，著名学者、博士生导师，时任成都市人民政府副市长。

《中华医典》序

中国传统医学经过几千年的传承和积淀，形成了一套博大精深、系统完整、逻辑严密的医学体系。该医学体系的基础涉及人文科学与自然科学的诸多学科，包括药物学、生物学、生理学、病理学、心理学、养生学、生态学、人类学、社会学、历史学、哲学、民族学、历算学、地理学、天文学、气象学等，可谓义弘体博，涵括了人类生活和认知的重要领域和多维的时空概念。在历史的不同时期，中国传统医学留下了许多里程碑式的经典之作，其中尤以四大经典引人瞩目。

《黄帝内经》以生命科学为主体论述阴阳五行、气血、津液、脏象、经络、五运六气、病因、病机、病症、治则治法，在人与自然的互动协调中全面认识自然特征与生命规律，抉天人之秘奥，阐顺逆之精微。明代医家王纶认为："盖医之有《内经》，犹儒道之六经，无所不备。"

《神农本草经》以"养命以应天，养性以应人，治病以应地"的"三品分类法"将中药按君、臣、佐使归类，由此奠定了中医药学的基础。唐代苏敬及金代张元素等，对药物性质展开研究，妙析玄解精粹之蕴，强调药物四气五味之厚薄、升降沉浮之区别，进一步完善了药物的归经理论。到明代李时珍的《本草纲目》，以及清代赵学敏对《本草纲目》的补遗，古代中医药物学臻于完善。

中医望、闻、问、切四诊法是扁鹊根据审察内外、辨证求因的诊病原则创立的。他循思古训，发皇古义，自有心得，创新立论，独步一代，在其著作《难经》中详细述及四诊法。四诊法成为传统中医诊病的主要手段并沿袭至今，《难经》也被列为中医四大经典之一。

医圣张仲景裒辑众本，博采众方，浸寻其义，方臻理要，勤于临证，创立了伤寒病的六经辨证诊治方法和内伤杂病的脏腑辨证诊治原则，并为后世留下了不少经典名方。其中，麻桂汤的汗法、承气汤的下法、理中汤的温法、柴胡汤的和法、鳖甲煎丸的消法、白虎汤的清法、建中汤的补法、瓜蒂汤的吐法等被奉为圭臬。其著述《伤寒杂病论》被尊为医学之经典，成为中医的又一大名著。朱丹溪曰："仲景诸方，实万世医门之规矩准绳也，后之欲为方圆平直者，必于是而取则焉。"

四大经典亦成为后世医家遵从的准绳，只是医无定则，同病异方，医家对病理、药理的理解不同，差异甚大，故历史上医派众多，聚讼纷纭。医学的纷争，宋代以降初见端倪，金元以后医学门派之别明若观火，医学的多元化始于金元四大家并由此演绎，影响后世。

金元四大家之刘完素认为自然之风、寒、暑、湿、燥、火六气入体皆能化火，宜养阴退阳，用寒凉之药治六气化火之病。在病机理论和治疗方法上独述新义，创立六气病机学说，成为"寒凉派"始祖。

张从正学宗刘完素，认为时人之病以热证、实证为多，治病祛邪强调一个"通"字，以汗、下、吐三法为要，重流忌滞，主张上涌下泻，汗法外化，使其上下无碍，气血通达，身无壅滞，成为"攻下派"（河间学派）的鼻祖。

李东垣则强调脾胃在五脏六腑中的重要性，认为脾胃居人之中，乃央土，治病首先要培土，否则，"脾胃内伤，百病由生"，成为脾胃学说的先导，创立了"补土派"。

朱丹溪鉴于东南"湿热痰火，致病常多"的特点，认为人体常有相火妄动而生邪火，提出"阳常有余，阴常不足"之论，治疗倡导滋阴降火，成为"滋阴派"的创始人。

金元四大家各执一端，皆著称于世，对后世特别是明清医家影响深远。阐发经义，详加释解之人有之；补充医理，完善医派之人有之；或不从一而宗，兼容并包者更有之。随之取舍，无所匡定。

明代医家薛己推崇东垣的补土理论，认为："人得土以养百骸，身失土以枯四肢。"同时，他发现"阳非有余，阴常不足"，故对丹溪的滋阴学说又进行了补偏救弊，提出"求之脉理，审其虚实，以施补泻"的治病方略。清代医家叶天士补充了东垣的脾胃论，提出"上下交损，当治其中"，进一步强调调理脾胃于治疗系统疾病的重要性，实为对东垣脾土理论的发挥。

明代医家王纶不从一派，兼容并蓄、博采众长，"外感法仲景，内伤法东垣，热病用河间，杂病用丹溪"。

在治病的机理上，一些医家则从脏腑、三焦或卫气营血切入。

《内经》在讲五脏的关系时特别强调心经的制衡作用，认为心火盛则诸脏衰，心火衰则诸脏盛。孙思邈据此进一步提出："凡大医治病，必当安神定志。"若是心神不宁，必将周身不安，故一些医家在治病时兼顾调理心经。

张景岳则注重肾经的调理，认为命门是人体脏腑生理功能的动力，是真阴之脏，生命之源，藏精化气，兼具水火，是脏腑的化源。由此，他创制了不少补肾方剂，成为后期温补派的主要代表。

叶天士在解读温邪病理之后尤其注重对肺经的防护和调理，其在《温热论》中开宗明义：温邪上受，首先犯肺，逆传心包，不同于伤寒六经传变，故按温病发展卫、气、营、血的四个阶段辨证施治。

吴鞠通在治病的法度上，继承了仲景、天士的医理思路，进一步完善了张氏《伤寒论》的六经辨证理论。他根据叶天士"河间温热，须究三焦"，"温热时邪，当分三焦投药"的论点，创立了三焦辨证理论。传变方式即自上而下为顺传，认为伤寒六经由表入里，由浅入深，顺传三焦。"治上焦如羽，非轻不举；治中焦如衡，非平不安；治下焦如权，非重不沉。"

因医派驳杂，门户既分，袭以成弊，致使医纲失序，错乱舛互，庸医亦随之泛滥。清中期以后，被誉为"一代医宗"的黄元御针对蔑视古经、倾议前哲之风，正其讹舛，正本清源，遂对《内经》《难经》《伤寒论》《金匮要略》等医学经典进行系统释读、融会贯通。他从阴阳变化、五行生克、脏腑生成、气血营卫、经络腧穴、病能脉法、泻南补北、精神化生等方面探微索隐，阐述古籍之精要，将人与自然四时相生、天人应和之关系的认识推到了一个新的高度，完善了中医的养生学理念。同时，对伤寒六经更有新解，对诸类杂病亦多抉奥阐幽。

晚清杏林亦有两位医家值得一提，即四川的唐容川和郑钦安。

唐容川既精于岐黄之道，嘉惠薨躬，又才高识妙，兼具西医的病理和解剖学知识，倡导中、西医汇通。认为西医详于形态结构，中医长于阴阳气化，试图用西医的生理解剖学原理来印证中医的脏腑经络理论，从中寻求中、西医对人体的认知异同，识契真要。

郑钦安师从梁漱溟、陈寅恪、蒙文通都倍加推崇的刘咸炘之祖父刘沅——一位集儒释道之大成的通学大儒，精于祛邪扶正、养气修性的道医之法。郑氏依托刘沅在人道、文道和医道方面给他的启悟，涉猎方书，研求医理，熟谙仲景岐黄之术，善解先圣古义，针对四川阴湿之病多发，提出扶阳学说，认为人身之阴阳并非平衡关系，乃元阳正气为本，强调阳主阴从。他用大剂量的姜、附、桂等辛温之药治病，成为"火神派"的一代宗师。

民国时期，传统中医体系多有传承，也颇有建树。京城四大名医之首的萧龙友与成都郑钦安的学生卢铸之同享盛名，中医界向有"北萧南卢"之说。新中国成立后，上海祝味菊集之大成，创立了"八纲论杂病，五段论伤寒"的理论，成为新中国医学院研究院第一任院长，对新中国中医学发展做出了奠基性贡献。

当今中医多分科而治，分科多重标病，即见病治病，这是西医的治病理路，对中医而言则是医家之大忌。周慎斋云："病有标本，多有本病不见而标病见者，有标本相反不相符者，若见一证即医一证，必然有失。"中、西医体系迥异，医理泾渭分明，中医不能丢失本经，盲目仿效，否则，不仅难达预期效果，甚至会贻误病情。异端曲学，足以害道。

古人皆知"运气不齐，古今异轨，古方新病，不相能也"（张元素语），既然时代、气候、环境都在变化，时过境迁，人体的疾病亦随社会生活的复杂化而呈现出多元化倾向，这就需要我们重新思考和审视中医的治病理路，与时俱进，加以调整。

中医不外乎循人与自然之生命规律，以望闻问切为诊治方法，按药物四气五味之归经，治阴阳寒热虚实表里之疾患，求人体五脏六腑系统平衡之要义。标本兼治，调理人体的全息系统，乃中医之正道。

数千年的临床实践，先哲前贤发其幽杳，博施典著，不仅中医的基础理论积淀深厚，而且在脉学、针灸学、经络学、腧穴学、中医推拿、养生学等众多专业领域成就斐然。各类医学典籍构建了中国传统医学系统完善的文化体系，在这座取之不尽、用之不竭、博大精深的医学文化宝库面前，吾辈当做出应有的创新探索和贡献。

四川大学中医文化与养生研究所所长、教授　孙锦泉

辛丑孟冬

前 言

舒 畅

有天地然后有生命，有生命而后有医药。医药几乎是伴随着人类的诞生而诞生的，也是伴随着人类文明的进步而进步的。同时，医药的进步又是人类文明健康持续发展的重要保证。纵观世界历史，有的人类群体因疾病而消失，有的文明之花因疫疠而枯萎……拥有五千年文明史的中华民族之所以创造出辉煌灿烂的历史，也与中华民族源远流长、风格独特的医药文化分不开。在中国医学史上，大家林立，学派争鸣，互相补益，无论从理论上还是实践上，都极大地促进了人类健康事业的发展。

一、中国医史觅踪

从传说来看，中医的出现几乎与中华文明的起源同步。自岐黄问答、神农尝药，医学便在中国历史的蒙昧状态中产生了。就像中华礼乐文明肇自轩辕黄帝一样，传说中医药的雏形也与5000年之前的黄帝时代有千丝万缕的联系。按《世本》《内经》《本草》《帝王世纪》等历史文献记载，几乎所有早期医林人物，诸如岐伯、巫彭、巫咸、俞跗、雷公、桐君、伯高、玉女、玄女、素女等，都是黄帝之臣，特别是文献载岐黄问对，始有《内经》，《世本·作篇》说"巫彭作医"，更明白不过地告诉人们：医学的产生早在黄帝之时！经专家研究，20世纪60年代在内蒙古多伦旗头道洼新石器时代遗址中出土的砭石为原始先民使用的治疗器具；继后，70年代，在距今7000—6000年的浙江河姆渡新石器时代遗址中又发现了一批骨针、骨锥，与《内经》用于针灸的"九针"之铍针、锋针绝相类似。

相传大禹之时，伯益佐治，经山际海，记其异物，遂有《山海经》。《山海经》载有"操不死之药以距"死气的巫彭、巫抵、巫阳、巫履、巫凡之人，还有十巫行医、灵山采药的记载，更记有具药用功能的大荒、海外异物奇兽多达120余种。王勃《黄帝八十一难经序》说："岐伯以授黄帝，黄帝历九师以授伊尹，伊尹以授汤，汤历六师以授太公，太公授文王，文王历九师以授医和，医和历六师以授秦越人，秦越人始定立章句。"上古医学传说并非纯出虚构，宜有史影。

传说"伊尹作汤液"，说明商代人对医药也有重大贡献。通过甲骨文卜辞可知殷人已具有较强的疾病分辨能力，其中记载了"疾目"、"疾首"、"疾耳"、"疾齿"、"疾舌"、"疾言"（咽喉痛）、"疾自"（鼻疾）、"疾身"（腹疾）、"疾足"等20余种疾病，同时还记载了生儿育女、梦幻臆病等疾病现象，反映了当时不一般的医疗水平。

"周人尊礼尚施，事鬼敬神而远之"（孔子），于是有巫医分途之革命。《周礼》巫、医两官分治，一属之"天官冢宰"，一属之"春官宗伯"，官有分属，职有专司，如"司巫掌群巫之政令。若国大旱，则帅巫而舞雩；国有大灾，则帅巫而造巫恒"云云，这里司巫的职掌纯为祭祀巫祝之事。又曰"医师掌医之政令，聚毒药以共医事。凡邦之有疾病者、疕疡者造焉，则使医分而治之；岁终，则稽其医事，以制其食"云云。周代的专职医官出现了进一步职业化、专门化的现象，分设有食医、疾医、疡医、兽医等职务，专司其业。

东周时期，王权下移；天子失官，学在四夷。从前各医多见于王官，活跃于内廷，自此也散在草野，布于民间。于是在春秋战国时期出现了一批游走于民间、出入于筚门蓬户的著名医生，医和、医缓、扁鹊等人就是他们的代表。《史记》载扁鹊"过邯郸，闻贵妇人，即为带下医；过洛阳，闻周人爱老人，即为耳目痹医；来入咸阳，闻秦人爱小儿，即为小儿医"。这种"随俗为变"的灵活性，使得中医学在周人医学分科的基础上进一步专业化。扁鹊还提出了望、闻、问、切的诊治方法，并实施药物疗法、针灸疗法和手术疗法等多种治疗手段。人们对医药之业的要求也越来越高，春秋时期有"医不三世，不服其药"（《礼记·曲礼》）、"三折肱知为良医"（《左传》定公十三年）之说，表明了人们对医药知识经验积累的重视。

伴随着诸子蜂起、百家争鸣的学术形势，医学家们自觉地将中国哲学中的阴阳、三才、五行观念引入医学理论领域，作为争鸣的"百家"之一活跃于学术领域。这不仅促进了中国医学理论的系统化和哲学化，而且为先秦时期的百家争鸣增添了崭新的内容。20世纪70年代发现的长沙马王堆汉墓医书，经整理定名为《足臂十一脉灸经》、《阴阳十一脉灸经》（甲乙二本）、《脉法》、《阴阳脉死候》、《五十二病方》、《却谷食气》、《导引图》、《养生方》、《杂疗方》、《胎产书》、《十问》、《合阴阳》、《杂禁方》、《天下至道谈》等15种。经研究，这批入葬于汉文帝时期的医籍成书时间显然比秦汉之际的《黄帝内经》早，应是春秋战国时期重要的医学遗籍。2012年在成都天回镇老官山汉墓出土的医简，据考证为扁鹊（敝昔）一系遗籍，弥足珍贵。

经春秋战国的发展，医药学在秦汉时期进入成熟期和定型期。秦始皇焚书坑儒，不焚医药、卜筮、种树之书，使战国以来的医药文献得以保存。汉武帝"表章六经"，其他诸子文献得以搜集、整理和保存，中医文献也是如此。司马迁《史记》为医林人物设立了专门的"列传"，扁鹊、仓公、淳于意等一批名医的事迹和医疗经验得到完整的记录，客观反映了社会对医者的重视。汉成帝时，刘向、刘歆父子领校群籍，侍医李柱国"校方技"，"方技"即医书。依据这次整理成果改编而成的《汉书·艺文志·方技略》，分医经、经方、房中、神仙四类，共著录36家医学著作，可见其时医学成果之夥！特别是著录时将"神仙"置于方技之末，这既反映了巫、医未能彻底分离的历史实际，也高扬了巫祝在医疗领域退居次要地位的时代旋律。司马迁在《扁鹊传》中将"信巫不信医"列为疾病"六不治"之一，更是对巫祝作用的大胆否定。汉初入葬的长沙马王堆医籍、成都天回镇医简，都表明医药之术不仅是生者健康的保障，也是死者安眠于地下的希望所系。汉代医学的一项伟大成就是《黄帝内经》的结集和整理，为整个中国医学体系奠定了从脏象、病机、运气，到诊法、治则等一系列理论基础和方法论原则。

东汉末年，医圣张机（字仲景）总结前人及时贤临床诊治经验，撰著《伤寒杂病论》（含《伤寒论》《金匮要略》两部分），对外感热病和内科疾病以及部分外科、伤科和妇儿科疾病诊治的理论和经验进行了系统研究，形成了"辨证施治"的中医治疗原则，为后世临床医学奠定了理论基础和行动指南。《三国志》《后汉书》都记载著名医家华佗发明了麻醉剂——麻沸散，他还利用这一"神药"对患者进行刳肠浣胃、剖判腹背等大型手术，这是人类医学史上亘古未有的大事件。《关羽传》所记关公"刮骨疗毒"，

《抱朴子》所说张仲景"穿胸以纳赤饼"等故事，当是此时麻醉药普遍使用的神奇记录。

魏晋南北朝到隋唐五代，中医脉诊、本草学、针灸学都取得了突出的成就。晋代名医王叔和著《脉经》，在前代著作《难经》"独取寸口"诊法的基础上，进一步总结归纳出二十四种脉象，提出了脉、证、治并重的理论。魏晋南北朝，关于药物学的认知也取得了长足进步，产生了大量"本草"类药物学著作，《汉书·艺文志》未著录的一代药典——《神农本草经》即出现并整理于这一时期；针灸学从理论到实践都达到前所未有的高度，其专门著作则有西晋皇甫谧的《针灸甲乙经》。其他医学门类都形成了各自的专门特色，这一时期的目录书一改《汉书·艺文志》只著录少量专科医书的情况，著录了一大批专科性医学著作。西晋葛洪所著《抱朴子》《肘后方》是炼丹和方书的代表作，南北朝雷敩的《雷公炮炙论》是制药学专著，南北朝的《刘涓子鬼遗方》是颇有成就的外科学专著，隋朝巢元方的《诸病源候论》是病因病机专著，产生于隋唐之际或更早的《颅囟经》是颇有影响的儿科专著，唐代苏敬等人的《新修本草》则是世界上第一部由政府组织修撰的中药大典，还有居于成都的波斯后裔李珣的《海药本草》。唐代还有眼科专著——《银海精微》，食疗专著——孟诜的《食疗本草》，伤科专著——蔺道人的《理伤续断方》，产科专著——昝殷的《经效产宝》，等等。此外，唐代还产生了"药王"孙思邈的《千金要方》《千金翼方》和王焘的《外台秘要》等大型方书，五代后蜀韩保昇修《蜀本草》，融药物、方剂于一体，更是沾溉后学，使百世蒙恩。

从南北朝开始，历代朝廷都有太医署的设置，唐代开始在科举考试中设置医学专科，这对医学从业及管理等专业人才的培养，无疑起到了规范化、专精化的影响，这也是世界上最早的国立医学学校和医学人才选拔制度。

中国文化"造极于赵宋"，医学亦复如是。随着经济、文化的发展，宋朝政府创设了"校正医书局"，集中了一批著名医家和学者，对历代重要医籍进行收集、整理、考证、校勘，刊行了一批重要医籍，在医籍从手抄向版刻转变的过程中，对刊正医籍、普及医学知识、促进医学事业的发展起了重要的作用。宋代开始设立官办药局，推广以中成药为主要产品的"局方"，极大地促进了中药的应用，方便了患者。在宋代医学教育中，针灸教学有了重大改革，王惟一于天圣四年（1026）著《铜人腧穴针灸图经》，次年又主持设计制造了等身高的针灸铜人两具，在针灸教学时供学生实习操作。这一创举对后世针灸的发展影响很大。宋真宗时，峨眉女医发明用已愈痘痂接种法预防天花；蜀医唐慎微著《证类本草》，集"本草学"之大成，也为后来李时珍的《本草纲目》奠定了基本框架和文献基础。

金元时期，出现了医学流派，称为"金元四大家"。《四库全书总目》子部医家类序曰："儒之门户分于宋，医之门户分于金元。观元好问《伤寒会要序》，知河间之学与易水之学争；观戴良作《朱震亨传》，知丹溪之学与宣和局方之学争也。然儒有定理，而医无定法，病情万变，难守一宗。"《总目》所谓"分于金元"即指金代刘完素（刘河间）的"寒凉派"、张子和的"攻下派"、李东垣的"补土派"和元代朱震亨（号丹溪）的"滋阴派"。

公元 1126 年宋室南迁，黄河流域这一北宋文化中心处于金人的统治之下。北人南移，南人北投，水土不服，疾病丛生；"大兵之后，必有凶年"，长期的战乱导致疠疫横行，旧方成药无法解决新出现的疾病。金朝统辖地区的一批学识之士，在"不为良相，便为良医"的价值取向下，为了解决因战乱导致的医学新问题，对医学旧理成法进行反思，于是出现了挑战旧学的理论探讨，进而出现不同医学流派之间的学术争鸣。金元时争鸣的医学流派，各有自己的理论见解和与之相对应的治疗主张，各有自己的学术团体或追随者，也有各自的影响面。虽然他们都同处于一个时代（甚或是同一地区），又都以《内经》为自己的学术渊源，但对致病的原因和治疗方案有着迥然不同的见解。

张仲景《伤寒论》成书后，对后世医学影响甚大，特别是北宋时对《伤寒论》进行了重新整理，研究者、崇尚者更是趋之若鹜。在《伤寒论》的影响下，医家对外感热病多从伤寒角度考虑，处方多用温热药。但物极必反，至北宋后期，滥用温热香燥药剂又成医林一大弊端。这对宋金对峙时期出现的流行疫病，已是病不切理、药不对症了，传统方法已适应不了新的医学实际。于是金代河间人刘完素、易州人张元素均从运气说入手，提出了新的主张。张元素提出："运气不齐，古今异轨。古方新病，不相能也。"道出了金元医家要求变革医学理论、再创医学新方的共同心声。刘完素的《素问玄机原病式》依据《素问·至真要大论》的病机十九条原理进行阐发，认定凡人体中，与火热有关的病机占主要部分；并认为六气（风、寒、暑、湿、燥、火）之中，火热有二（火、暑），其他四气也都能化火生热，火热又往往产生风、燥，"六气皆从火化"，火之盛衰是人身致病之源。基于此，刘完素治"伤寒"（实则多为后世的瘟病），多用寒凉药，创制了一系列清热通利方剂，故后世称他所创医派为"寒凉派"。他的亲传弟子和私淑弟子继承了他的学术思想，由此形成声势浩大的"河间学派"。

河间学派中成就最大、足以张扬师学的弟子是张子和。张子和认为天下太平之时，人多恬静安逸，静逸属阴，用温药来解表发汗，可以收到治疗效果。但宋金之际，战争频繁、饥馑荐臻、赋役迭兴，是天下至扰至乱之时，动则属阳，诸病从火化，再用辛温就如以火济火，无济于事了。他认为应该改用刘河间的寒凉之剂。鉴于时医好补成风，滥用香燥，张子和又旗帜鲜明地提出治病必先攻邪，邪去则元气自复。张子和的"攻邪"思想落实在汗、吐、下三种治疗大法上，故后世称他的学派为"攻下派"。当然，张子和的汗、吐、下三法实与《素问》《伤寒论》的某些论说有密切关系。

与刘完素对立的是，张元素创立了"易水学派"。张元素对脏腑病机学说有新的阐发，他十分崇尚张仲景的用药法，认为用其法来治内科杂病也有神效。他治疗内科病主张以脏腑的寒热虚实来分析疾病的发生和演变，尤其强调"养正"，正气强，邪自除。张元素的学生李东垣发展了脏腑辨证和"养正"说，以《素问》"土者生万物"立论，著《脾胃论》《内外伤辨惑论》。战乱环境中的行医实践，使李东垣体会到"饮食劳倦则伤脾"（《难经》）的事实，而脾胃为生化之源，人以胃气为本，因此他创制了补中益气汤、升阳益胃汤等方，用以调补脾胃。胃属土，故后世称其学说为"补土派"。李东垣的弟子罗天益继承了重视脏腑辨证的传统，又对三焦辨证续有发挥。王好古则发展了"阴证"论，主张用温养脾肾法进行治疗。

"河间"学说传至元代朱震亨（丹溪），又进一步得到充实和发挥。朱丹溪生于南方，而南方疾病湿热较多，湿热和火热病机不同，不可再套用"河间"治火热之法，更不能采用《和剂局方》的辛燥香窜之方。朱丹溪是元代颇有造诣的理学家，他把医理和哲理相结合，对《素问》的研究别开生面，提出"阳常有余，阴常不足"的见解，主张用滋阴降火的方法来补肾养阴，创制了补阴丸等一系列滋阴降火方剂，因此后世称他的学说为"滋阴派"。朱丹溪的学术见解在明初风靡一时，影响甚巨。由"河间学派"衍生出来的温热学派，在清代发展到顶峰。

明代中后期曾出现一个新的学派，即"温补学派"，其首倡者为薛铠、薛己父子，影响及于晚明之赵献可与张景岳，继而发展了肾与"命门"、阴阳的理论。这一派认为，人之生气以阳为主，治病则应重用温药和补药。明代，中医病理学说有所进步，一批医学家主张把伤寒、温病和瘟疫等病区别对待。至清代，温病学说臻于成熟，一批有影响的医学家加入其中，壮大了"温病学派"的实力，如著《温热论》的叶天士，著《温病条辨》的吴鞠通，著《温热经纬》的王孟英等，皆是这一学派的学术中坚，也产生了韩懋《医通》等集历代医学之大成的重要医书。

由于西方传教士进入中国，从明代开始，西学已逐渐传入中国。伴随"西学东渐、东学西传"的形势，19世纪时，医学界便产生了"中西医汇通派"，其中有一批著名医学家如唐宗海（容川）、恽铁樵、张锡纯、张山雷、杨则民等，特别是唐容川，著《中西汇通医书五种》，明确标榜"中西医汇通"和"衷中参西"等，开启中西医结合的先声，与当时学人主张"中学为体，西学为用"的变革思想遥相呼应。时至当下，尽管西医方法已随着现代科技进步而日新月异，但是中医的理论和方法仍然在强身健体、治病救人等实践中发挥着重要作用。中医不仅是中华文化的宝贵遗产，也是保障中华民族健康的重要资源，不仅不能忘记，而且要传承、弘扬、创新，使其永葆青春，益加强盛。

二、中医理论述要

中医有浓厚的文化气息，如果说西医重视技术和操作的话，中医则在形上思维和临床实践的基础上形成了一套独特的哲学体系，在世界观、方法论等方面都有其自身的特点。中医的基础理论是建立在对人与自然的关系（特别是人与天地、四时、万物之间的关系）、人体自身的生命活动和疾病变化规律的认识基础上的，形成了阴阳、五行、运气、脏象、经络等学说，以及病因、病机、诊法、辨证、预防、养生等观念和方法。

"阴阳"是中国哲学的一个基本概念。人们通过对事物本身存在的互相对立的两个方面的观察，逐步形成对立统一的阴阳范畴，并用阴阳二气的消长来解释事物的运动变化。《周易》说"立天之道曰阴与阳"（《说卦传》），又说"一阴一阳之谓道"（《系辞传》）。阴阳二气互相依存、互相对立、互相作用，是宇宙万物发生、发展和变化的根本原理。"天地之性人为贵"，作为宇宙生灵的人类，当然也摆脱不了阴阳的相互作用。《素问》所谓"人生有形，不离阴阳""生之本，本于阴阳"，即此之谓也。根据这

7

一认识，中医学运用阴阳对立统一的观念来阐述人体上下、内外、表里各部分之间，以及人体生命活动同自然、社会这些外界环境之间的复杂关系，认为阴阳的相对平衡是维持和保证人体正常活动的基础，阴阳失衡则将导致人体不适甚至疾病。《素问》说："阴阳者，天地之道也，万物之纲纪，变化之父母，生杀之本始，神明之府也。"张介宾说："凡诊病施治，必须先审阴阳，乃为医道之纲领。"是故处方施药，应调理阴阳，使之趋于平衡。

"五行"学说，最早出现于殷末周初文献（箕子所述大禹遗法《洪范》）之中，后来在《国语》《左传》等文献中累加应用，逐渐成为中国古代哲学中用以解释事物之间普遍联系的基本概念。五行即水、火、木、金、土，既可用它们代表客观世界中不同事物的属性，也可用它们之间相生相克的动态模式来说明事物之间相互联系和转化的规律。中医主要用五行学说阐述五脏六腑间的功能联系以及脏腑失衡时疾病发生发展的机理，调理五行关系也可以治疗脏腑疾病。在中医学中，各脏（肝、心、脾、肺、肾）腑（胆、小肠、胃、大肠、膀胱、三焦）之间的功能活动是相互联系、相互制约的。中医学将相互之间有生克关系的脏腑一一用五行标识出来，根据五行生克原理调整各脏腑之间的制约关系，使之处于协调和谐状态，这也是中医诊病求治的基本法则。

"运气"学说，又称五运六气，是通过研究、探索自然界天文、气象、气候、环境变化对人体健康和疾病的影响来认识疾病产生原因的学说。在方法上，五运六气几乎是五行学说与天文历法、气候知识、地理环境相结合的产物。五运即木运、火运、土运、金运和水运，指自然界一年中春、夏、长夏、秋、冬的节候循环。六气则指一年四季中风、寒、暑、湿、燥、火六种气候因子。运气学说根据天文历法参数推算出年度气候变化和疾病发生规律，这在人类抵抗自然灾害能力比较低下的古代社会，是具有一定说服力的。

"脏象"学说，主要研究五脏（肝、心、脾、肺、肾，包括心包时称六脏）、六腑（胆、小肠、胃、大肠、膀胱、三焦）和奇恒之腑（脑、髓、骨、脉、胆、女子胞）的生理功能和病理变化。与阴阳学说相联系，中医认为五脏属阴，主要功能是藏精气；六腑属阳，以消化、腐熟水谷，排泄糟粕为主要功能。脏与脏、脏与腑、腑与腑的功能活动之间，还存在着相互依存、相互制约的关系。与西医解剖学意义上的脏器不一样，中医脏象概念除了脏器器官之外，还包括体内精、神、气、血、津液等，这些既是脏腑功能活动的物质基础，又是脏腑功能活动的外在表现。中医认为，一个人如果脏腑功能正常，这些生命元素也就充足旺盛，没有疾病；若其因病而损伤，则脏腑的功能也会随之失常，将导致更大的疾患。中医脏象学说，一方面要揭示人体脏腑、经络、气血、津液各自的生理功能及其相互联系，另一方面又要探索这些机能与自然界各种变化的相互关系。这对人体病源病理的探讨和诊治具有重要作用。

"**经络**"学说与脏象学说密切相关。中医神奇的经络辨证，一直因无法用现代科学技术完全测定和解释而备受怀疑，可喜的是，近时在中美学者共同努力下，中医经络学说逐渐得到证实。经络大致相当于人体内运行气血的通道，它有沟通内外、网络全身的作用。中医将人体经络分为十二经脉、奇经八脉以及相连的络脉，认为这些经络分别联系着不同的脏腑，各具特殊的生理功能。脏腑病变，经络系统功能将发生异常，会呈现出相应的症状和体征，通过这些异常现象就可以诊断出体内脏腑疾病。中医望、闻、问、切四诊法中的"切"法，就是建立在经络学说基础之上的。经络学说，也是进行针灸治疗和推拿治疗的立说基础，经络学认为，通过刺激经络可以调整气血运行，达到治疗躯体疾病的目的。经络学说也是中医区别于西医的突出特征之一。

"**病因**"学说在中医学中也占有重要地位。斩草除根，治病求因。中医学强调未治疾病，先明病因，因为只有明确病因，才能有针对性地进行预防。中医强调整体观，强调人体内外环境的统一以及体内各脏腑间的功能协调。疾病发生发展的根本原因即在于上述统一协调关系之失常，也就是正气和邪气交争。正气是机体防御致病因素侵袭、防止疾病发生发展的内在因素，邪气是致病因素。中医将致病因素概括为外感六淫、内伤七情和饮食劳倦等，认为在正气不足的情况下，这些内外失和现象都可能导致疾病。正邪相争，双方的力量对比是决定疾病的发生发展和病程演变的基本机制。因此，中医在临床上主张扶助正气，祛除邪气，并将其作为治疗疾病的重要原则。

"**辨证**"是临床诊治的核心部分。通过四诊取得临床资料后就要认真分析判断，辨别疾病的原因、性质、部位、阶段、邪正盛衰以及发病机制的变化。这样得出的综合性结论便是"证"，是进一步决定治疗方针的主要依据。通过长期的临床实践，中医已总结出八纲辨证、脏腑辨证、经络辨证、六经辨证、卫气营血辨证、三焦辨证等多种辨证方法。掌握这些方法，进行正确辨证，才能制定合理的治疗方案，取得预期的疗效。

"**针灸**"包括针和灸两部分。针是针刺人体腧穴，灸是以燃烧艾绒熏灼腧穴部位的皮肤或病患部位，目的都是治病保健。其作用主要是刺激针灸穴位，疏通经络脏腑气血运行，调和阴阳，扶正祛邪，消除疾病，使功能异常的脏器恢复正常。针灸治疗也遵循辨证论治法则，根据疾病与脏腑、经络的关系，疾病的阴阳、寒热、虚实、表里、气血等不同证候，选取穴位，以不同的补泻手法，或针或灸，才能取得较好的疗效。

"**预防**"，中医学推崇未病先防和既病防变，认为治未病者为上医。《内经》早就提出"不治已病治未病"的预防思想。中国古代对治未病有着很多经验，包括锻炼体质、讲求卫生、预防免疫等内容。五禽戏、太极拳、八段锦、导引按摩及人痘接种术等，都是行之有效的方法。

三、中医古籍及其整理

中医基本典籍，内容多样，种类繁多，历代学人对之曾有整理和著录。《汉书·艺文志》在"六略"中将医书著录为"方技略"，按医经、经方、房中、神仙四类收录36家医学著作；其《楼护传》又称："护少随父为医长安，出入贵戚家。护诵医经、本草、方术数十万言。"可见班固已将医书分为医经、经方（又称方术）、房中、神仙、本草五大类别。马王堆出土的医书，以脉学、针灸、导引、养生、房中、胎产为主要内容，如以《汉志》分类，遍及医经、经方、房中、神仙四类。

经魏晋南北朝、隋唐五代、北宋的发展，中医文献日渐丰富。至南宋郑樵《通志·艺文略》则分"脉经、明堂针灸、本草、本草音、本草图、本草用药、采药、炮炙、方书、单方、胡方、寒食散、病源、五藏、伤寒、脚气、岭南方、杂病、疮肿、眼药、口齿、妇人、小儿、食经、香薰、粉泽"26类，共著录662部医药文献。1819年，日本学者丹波元胤编著医学文献通考《医籍考》，又分医经、本草、食治、藏象、诊法、明堂经脉、方论、史传、运气九大类；在方论下又分伤寒、金匮、诸方、寒食散、眼目、口齿、金疮、外科、妇人、胎产、小儿、痘诊诸门，著录医药之书2880余部。今人严世芸等所编《中国医籍通考》，著录历代已佚、未佚医籍9000余种，遍涉医经、伤寒、金匮、藏象、诊法、本草、运气、养生等类别。

从现存医学书的实用角度看，这些内容多样的医书，不外乎三大类别：其一医经，即以《黄帝内经》《难经》《伤寒论》《脉经》《针灸经》等为代表的以医学理论、伤寒病理、脉法诊治和针灸治疗为主要内容的医理性书籍；其二本草类，以讲药物性味为主，如以《神农本草经》《重修本草》《证类本草》《本草纲目》等为代表的药物学著作；其三医方类，即以收录治病方剂、用药成规为主的方书，如《肘后方》《千金方》《圣惠方》《普济方》等，又分为外科、内科、妇女、儿童等分支。其他皆三大类的辅助与衍伸。

西汉时期的医籍搜集与整理，开启了中医古籍整理的先河。《汉书·艺文志》载，西汉成帝时刘向主持校书，令"侍医李柱国校方技"，颜师古注：方技，"医药之书"。当时每校正毕一种书，即抄录一份藏于中秘，还由刘向撰写一篇叙录，以呈御览。刘歆《七略·方技略》载，当时有医经、经方、房中、神仙四类医书 36 家 868 卷，可见汉代医书已十分丰富，朝廷的搜罗也至为殷勤。

后来的历代王朝，但凡搜书整理和著录文献，无一不将医药之书作为着力收集和整理的对象。这些成果，在晋朝的《中经簿》、南朝的《七录》中皆有记录。这些目录书中，医籍或为"七录"中的一"录"，或为"四部"中子部的一类，历来都没有被忽略过。从唐代开始，朝廷还组织人力重修"本草""方书"，这些都见诸记载。宋代特设"校正医书局"专司其职，并利用当时成熟的刻版印刷手段，对医书的整理做进一步的推动。

在手抄书的时代，文字容易脱误，于是有良知的医家起而校勘整理经典医学著作，如梁代陶弘景的《本草经集注》，首次对《神农本草经》和《名医别录》进行整理，并加诠释；南朝齐全元起、唐代王冰注释《素问》，虽然意在对《黄帝内经》进行注解，但对医籍的整理也很有贡献。隋唐时期，天下和平，文化勃兴，公私学人都比较重视医书的整理和散见资料的搜集。国家图书资料收藏丰富，人力物力充足，对医书整理十分有利。隋朝廷命巢元方等编撰以集录古代医疗经验为主要内容的《诸病源候论》；又组织人员编纂历代医人经验方剂《四海类聚方》2600 卷、《四海类聚单要方》300 卷（俱佚）。如此规模的方书恐怕是空前绝后的。唐朝廷组织杨上善等注释医学圣典《黄帝内经太素》《黄帝内经明堂类成》；又组织苏敬等对《神农本草经》进行增订，纂成《新修本草》，并进行全国范围的药物标本和资料征集工作，充实了医疗经验。五代时期，偏安于西南的后蜀政权也令医官韩保昇充实和新订《唐本草》，修成《重广英公本草》一书。这些由朝廷组织官员完成的医书搜集和整理活动，为宋代深入进行该项工作提供了经验。

北宋时期是医书由手抄转向版刻的关键时期。宋廷对医药事业十分关注，大批医学资料得以校正和保存。为了尽可能多地搜集民间医书，北宋朝廷曾屡次下令在全国范围内征集医学资料，采用多种奖励办法，抢救了不少珍贵的医学图书。诸如《黄帝内经素问》《难经》《甲乙经》《脉经》《伤寒论》《金匮要略》《金匮玉函经》《诸病源候论》《千金要方》《千金翼方》《外台秘要》等一大批医学典籍，都是经宋代整理和抢救流传下来的。北宋官修医书11种18次，所编《太平圣惠方》、《神医普救方》（今佚）、《圣济总录》，集方书之大成，亦得益于民间进献的医药资料。蜀医唐慎微撰《证类本草》，亦得朝廷表彰和推广。为了使医书整理工作更为全面深入，北宋朝廷于嘉祐二年（1057）成立了"校正医书局"，采用儒臣、医官联袂校订的办法，使儒者的学识与医者的经验结合起来，为尽可能保存中医古籍的原貌，保证其内容的正确性，做出了莫大贡献。整理好的医书一般由国子监刊刻，由朝廷颁行各地，质量很高，服务斯民，利在当代，功在千秋！为推广医书，朝廷又采用低利润、刻小字本等办法降低书价。为了使某些重要医书不致讹误，北宋朝廷还将其铭刻在石头上，如曾将《铜人腧穴针灸图经》镌刻在石碑上。这些卓越的工作，使中医的许多经典著作得以广泛流传，为医学教育提供了教材，也为金元医学理论研究高潮的兴起在文献上做好了准备。

宋金元医家对这些医籍进行了深入研究并与其医疗实践相结合，又产生了一批个人著述，这些著作既反映了这段时期的医学水平，也丰富了整个中医宝库。明清时期的医书更多，在内容、形式、规模等方面都比宋金元时期大有进步。清代儒学朴学之风竞吹，对古代经典加以注释、阐发乃至辑佚，成为一代时尚，医学著作整理领域实受其惠。清代黄元御尊岐伯、黄帝、扁鹊、张仲景为"中医四圣"，推《内经》《难经》《伤寒论》《金匮要略》为"中医四经"，成为当时一批尊经尚古者的杰出代表。

随着医药实践的不断深入和丰富，医学经验积累的速度也不断加快。为了适应这一医学发展形势，明清时期涌现出各种总结性或集大成的医药书籍。药学方面最突出的成果是明代李时珍的药物学百科全书——《本草纲目》，方剂学方面是明初朱橚编修的当时最大的一部方书《普济方》，临床医书方面则以明代王肯堂《证治准绳》最享盛名。此外，临证医书较实用的还有明代虞抟《医学正传》、龚廷贤《寿世保元》、林珮琴《类证治裁》等。外、伤科的著作在这一时期空前增多，其中颇有影响的就有十几种，如明代陈实功《外科正宗》，清代王维德《外科证治全生集》、高秉钧《疡科心得集》，等等。针灸学则以明代杨继洲《针灸大成》最为引人注目，该书资料丰富，且有众多的实践经验。

明清时期民间印书业也十分发达，辑印了不少医学全书、类书和丛书。比较著名的有明徐春甫《古今医统大全》，辑录了230余部医籍及其他文献中的医药内容，全面丰富。张景岳《景岳全书》、韩懋《医通》和王肯堂《证治准绳》，也都是学识与经验兼备的医学全书。清代蒋廷锡等受命编纂《古今图书集成》，其中医学部分集录古典医籍注释、临证各科证治、医家传略、医学艺文与记事等内容，堪称"中医类书"。清廷诏令纂修的《医宗金鉴》，包括从理论到临床各科的内容，文字通俗，取材精当，内容全面，是非常实用的医学丛书。

辑刻医学丛书是从元代开始的，据《中国丛书综录》著录，现存最早的医学丛书即元人杜思敬的《济生拔粹方》，收录金元人著作19种。明人辑有《东垣十书》（又名《医学十书》，收录宋金元人著述10种）、《医要集览》（辑录实用医书《脉赋》《脉诀》《用药歌诀》《药性赋》《珍珠囊》《伤寒活人指掌提纲》《诸病论》《难经》等）。

一代名医王肯堂辑《古今医统正脉全书》，收录《黄帝内经素问》《黄帝内经灵枢》《针灸甲乙经》《中藏经》《脉经》《难经本义》《伤寒明理论》《金匮要略方论》等医学要籍，还广辑金元人刘完素、朱震亨、王好古、王履等人医书凡44种。

清人整理医籍尤显功力，官修《医宗金鉴》无庸多言，即以《四库全书》而论，其收入的医学著作就已达96种1813卷，实可当一部大型医学丛书；四库馆臣还对每种医籍进行整理，撰写提要，编为总目，并附录医籍94种681卷（另有6种25卷）提要作为"存目"，实为一部内容齐全的经典医学书目总览。

降及近代，西医传入，其新颖的分科方法也影响了对中国医籍的重新归类。民国时期整理和刊刻医籍的名家裘庆元编有两套大型医学丛书，其一为《三三医书》，分刻三集，每集33种，三集共99种，上起宋元，下迄民国，外及日本，要以存异为主。裘氏所编另一套丛书是《珍本医书集成》，收书凡 90 种，所收医书上起《内经》《神农本草》，下迄清人著述，分类编排，有医经、本草、脉学、伤寒、通治、内科、外科、妇科、儿科、方书、医案、杂著等 12 类。

近代著名医家曹炳章编有《中国医学大成》丛书，共收书 136 种（原计划收书 365 种）。分类著录，有医经、药物、诊断、方剂、通治、外感病（下又分伤寒丛刊、温暑丛刊、瘟疫丛刊）、内科、外科（下分外科丛刊、伤科丛刊、喉科丛刊、眼科丛刊）、妇科、儿科（下分儿科丛刊、瘟疹丛刊）、针灸（下分针灸丛刊、按摩丛刊）、医案、杂著（下分医论丛刊、医话丛刊）13 类。上起《内经》《本草》，下迄民国间人著述，搜罗繁富，编排也非常合理，是目前最大型的医学丛书。

近年来，大型中医学院都成立了医古文整理研究所，卫生部也有专门的组织从事医古文整理和研究，出版了一大批整理和研究著作，特别是人民卫生出版社出版的医古文整理类著作，质量高，系统性强，已超越历代中医古籍的整理水平。此外，华夏出版社的《历代中医名著文库》等丛书，都在实用性方面做出了重要贡献。时至 21 世纪，前后三次亘古未有、波及全球的传染性非典型肺炎、埃博拉病毒、新冠病毒感染肆虐全球，气势汹汹，残害生灵，但是这一波一波的疫情，却在中国医者手中得到很好的控制，其中中医药的贡献实不可没。时至当下，文化复兴，中医古籍的普及和利用已进入历史的最好时期，有集大成之誉的《中华医藏》编纂出版工作已正式启动。随着全球性推崇自然、崇尚中医的新浪潮的到来，中医经典文献必将为人类再立新功！

本次整理本着经典性和实用性相结合的原则，共选录医籍 80 余种，包括医理经典、综合医书、气功秘籍、养生宝鉴、医方妙选、本草图经、食疗药膳、妇幼良方、针灸图经、房中秘书等 10 类。全部采用新式标点，改繁体竖排为简体横排，以方便医学爱好者阅读和利用。由于丛书的容量所限，个别部头太大且常见的医书此次暂未收录。希望购买本丛书的读者谅解。

此外，本丛书引用了现今众多中医古籍整理成果，我们尽量在行文中予以注明，但限于篇卷和体例，有时未能一一照顾周全，尚希望原著作者见谅。成都市卫生健康信息中心为本书出版提供了经费支持，并安排专家审稿；成都中医药大学的专家学者，四川大学古籍整理研究所同仁，四川西部文献编译研究中心诸位先生，四川大学出版社与巴蜀书社的领导和编辑，在本书的选题和审稿过程中，给予了大力支持，在此一并致以谢忱。

2003 年 10 月初稿

2021 年 8 月修订

本辑目录

难　　经

（秦）越　人　撰

王晓波　校点

目　录

提　要

《难经》，旧题秦越人撰，或题为周秦越人撰，意作者越人为周秦之间人，相传越人即号称扁鹊而名卢医者。

此书《汉书·艺文志》不载，《隋书·经籍志》《唐书·艺文志》始著二卷之目，谓秦越人著，吴太医令吕广尝注之。《四库全书总目提要》据此推断此书"当出三国前"，其成书年代，约在《内经》之后，《伤寒论》之前。

吕广所注之书早已失传，今通行之《难经》，是经过唐代杨玄操等人整理而得以流传的。玄操"条贯编次，使类例相从"，根据内容分为十三篇。元代吴澄又在此基础上将其分为脉学、经络、脏腑、疾病、腧穴、针法六篇。

《难经》本《内经》之旨而伸演之，其所以称为"难经"，即谓《内经》经文有疑，各设问难以明之。其内容包括生理、病理、诊断治疗诸方面；对于脉学、命门、原气等均有创造性发明；对于奇经八脉和腧穴，亦有较详备的论述。在学术理论上可与《内经》并重，故后世有"内、难"之称。

本书所收以四部丛刊影印《王翰林集注黄帝八十一难经》为底本，略去注文，用以校勘的有《难经本义》之明刻《医要集览》本、《古今医统正脉全书》本（简称医统本）、文渊阁《四库全书》本（简称四库本）以及《难经集注》之《守山阁丛书》本（简称守山阁本）。

集注难经序

《黄帝八十一难经》者，斯乃勃海秦越人之所作也。越人受桑君之秘术，遂洞明医道，至能彻视脏腑[①]，刳肠剔心。以其与轩辕时扁鹊相类，乃号之为扁鹊。又家于卢国，因命之曰卢医。世或以卢扁为二人者，斯实谬矣。

按黄帝有《内经》二帙，帙各九卷，而其义幽赜，殆难究览。越人乃采摘英华，抄撮精要，二部经内，凡八十一章，勒成卷轴，伸演其道[②]，探微索隐，传示后昆，名为《八十一难》。以其理趣深远，非卒易了故也。既弘畅圣言，故首称"黄帝"。斯乃医经之心髓，救疾之枢机。所谓脱牙角于象犀，收羽毛于翡翠者矣。

逮于吴太医令吕广为之注解，亦会合玄宗，足可垂训。而所释未半，余皆见阙。

余性好医方，问道无倦。斯经章句，特承师授。既而耽研无斁，十载于兹。虽未达其本源，盖亦举其纲目。此教所兴，多历年代。非唯文句舛错，抑亦事绪参差，后人传览，良难领会。今辄条贯编次，使类例相从，凡为一十三篇，仍旧八十一首。吕氏未解，今并注释；吕氏注不尽，因亦伸之，并别为音义，以彰厥旨。昔皇甫玄晏总三部为《甲乙》之科，近世华阳陶贞白广《肘后》为百一之制，皆所以留情极虑，济育群生者矣。余今所演，盖亦远慕高仁，迩遵盛德。但恨庸识有量，圣旨无涯，绠促汲深，玄致难尽。

前歙州歙县尉杨玄操序

---

① 脏腑：原作"藏府"。按"藏"通"脏"，"府"通"腑"，此二字以下径改，不再出校。
② 道：原作"首"，据四库本、守山阁本改。

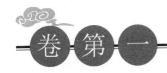

·经脉诊候第一·

凡二十四首

一难曰：十二经皆有动脉，独取寸口，以决五脏六腑死生吉凶之法，何谓也？

然：寸口者，脉之大会，手太阴之脉动也。人一呼脉行三寸，一吸脉行三寸，呼吸定息，脉行六寸。人一日一夜凡一万三千五百息，脉行五十度，周于身。漏水下百刻，荣卫行阳二十五度，行阴亦二十五度，为一周也，故五十度复会于手太阴。寸口者，五脏六腑之所终始，故法取于寸口也。

二难曰：脉有尺寸，何谓也？

然：尺寸者，脉之大要会也。从关至尺是尺内，阴之所治也。从关至鱼际是寸内，阳之所治也。故分寸为尺，分尺为寸。故阴得尺内一寸，阳得寸内九分，尺寸终始一寸九分，故曰尺寸也。

三难曰：脉有太过①，有不及，有阴阳相乘，有覆有溢，有关有格，何谓也？

然：关之前者，阳之动也②，脉当见九分而浮。过者，法曰太过；减

---

① 太：原作"大"，据医统本、四库本改。此字以下径改，不再出校。
② 也：原无，据医统本、四库本引补。

者，法曰不及。遂上鱼为溢，为外关内格，此阴乘之脉也。关以后者，阴之动也，脉当见一寸而沉。过者，法曰太过；减者，法曰不及。遂入尺为覆，为内关外格，此阳乘之脉也。故曰覆溢，是其真脏之脉，人不病而死也。

四难曰：脉有阴阳之法，何谓也？

然：呼出心与肺，吸入肾与肝，呼吸之间，脾受谷味也①，其脉在中。浮者阳也，沉者阴也，故曰阴阳也。心肺俱浮，何以别之？

然：浮而大散者，心也；浮而短涩者，肺也。

肾肝俱沉，何以别之？

然：牢而长者，肝也；按之濡，举指来实者，肾也。脾者中州，故其脉在中。是阴阳之法也。

脉有一阴一阳，一阴二阳，一阴三阳；有一阳一阴，一阳二阴，一阳三阴。如此之言，寸口有六脉俱动耶？

然：此言者，非有六脉俱动也，谓浮沉、长短、滑涩也。浮者阳也，滑者阳也，长者阳也；沉者阴也，短者阴也，涩者阴也。所谓一阴一阳者，谓脉来沉而滑也；一阴二阳者，谓脉来沉滑而长也；一阴三阳者，谓脉来浮滑而长②，时一沉也。所言一阳一阴者，谓脉来浮而涩也；一阳二阴者，谓脉来长而沉涩；一阳三阴者，谓脉来沉涩而短，时一浮也。各以其经所在，名病逆顺也。

五难曰：脉有轻重，何谓也？

然：初持脉，如三菽之重，与皮毛相得者，肺部也。如六菽之重，与血脉相得者，心部也。如九菽之重，与肌肉相得者，脾部也。如十二菽之重，与筋平者，肝部也。按之至骨，举指来疾者，肾也。故曰轻重也。

六难曰：脉有阴盛阳虚，阳盛阴虚，何谓也？

然：浮之损小，沉之实大，故曰阴盛阳虚；沉之损小，浮之实大，故曰阳盛阴虚。是阴阳虚实之意也③。

---

① 味：据原注文，疑当作"气"。
② 浮：原作"沉"，据四库本改。
③ 之：原无，据医统本、四库本补。

七难曰：《经》言少阳之至①，乍小乍大，乍短乍长；阳明之至，浮大而短；太阳之至，洪大而长；太阴之至，紧大而长；少阴之至，紧细而微；厥阴之至，沉短而敦。此六者，是平脉邪？将病脉邪？

然：皆王脉也。

其气以何月，各王几日？

然：冬至之后，得甲子，少阳王；复得甲子，阳明王；复得甲子，太阳王；复得甲子，太阴王；复得甲子，少阴王；复得甲子，厥阴王。王各六十日，六六三百六十日，以成一岁。此三阳三阴之王时日大要也。

八难曰：寸口脉平而死者，何谓也？

然：诸十二经脉者，皆系于生气之原。所谓生气之原者，谓十二经之根本也，谓肾间动气也。此五脏六腑之本，十二经脉之根，呼吸之门，三焦之原，一名守邪之神。故气者，人之根本也。根绝则茎叶枯矣。寸口脉平而死者，生气独绝于内也。

九难曰：何以别知脏腑之病耶？

然：数者腑也，迟者脏也。数则为热，迟则为寒。诸阳为热，诸阴为寒。故以别知脏腑之病也。

十难曰：一脉为十变者，何谓也？

然：五邪刚柔相逢之意也。假令心脉急甚者，肝邪干心也；心脉微急者，胆邪干小肠也。心脉大甚者，心邪自干心也；心脉微大者，小肠邪自干小肠也。心脉缓甚者，脾邪干心也；心脉微缓者，胃邪干小肠也。心脉涩甚者，肺邪干心也；心脉微涩者，大肠邪干小肠也。心脉沉甚者，肾邪干心也；心脉微沉者，膀胱邪干小肠也。五脏各有刚柔邪，故令一脉辄变为十也。

十一难曰：《经》言脉不满五十动而一止，一脏无气者，何脏也？

然：人吸者随阴入，呼者因阳出。今吸不能至肾，至肝而还，故知一脏无气者，肾气先尽也。

---

① 《经》：《内经》之简称。下同。

十二难曰：《经》言五脏脉已绝于内，用针者反实其外；五脏脉已绝于外，用针者反实其内。内外之绝，何以别之？

然：五脏脉已绝于内者，肾肝气已绝于内也，而医反补其心肺。五脏脉已绝于外者，其心肺脉已绝于外也，而医反补其肾肝。阳绝补阴，阴绝补阳，是谓实实虚虚，损不足，益有余。如此死者，医杀之耳。

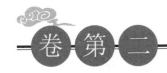

十三难曰：《经》言见其色而不得其脉，反得相胜之脉者，即死；得相生之脉者，病即自已。色之与脉，当参相应，为之奈何？

然：五脏有五色，皆见于面，亦当与寸口、尺内相应。假令色青，其脉当弦而急；色赤，其脉浮大而散；色黄，其脉中缓而大；色白，其脉浮涩而短；色黑，其脉沉濡而滑①。此所谓五色之与脉，当参相应也。

脉数，尺之皮肤亦数；脉急，尺之皮肤亦急；脉缓，尺之皮肤亦缓；脉涩，尺之皮肤亦涩；脉滑，尺之皮肤亦滑。五脏各有声色臭味，当与寸口、尺内相应，其不相应者，病也。假令色青，其脉浮涩而短，若大而缓，为相胜；浮大而散，若小而滑，为相生也。

《经》言知一为下工，知二为中工，知三为上工。上工者十全九，中工者十全八②，下工者十全六，此之谓也。

十四难曰：脉有损至，何谓也？

然：至之脉，一呼再至曰平，三至曰离经，四至曰夺精，五至曰死，六至曰命绝。此至之脉也③。何谓损？一呼一至曰离经，二呼一至曰夺精，三呼一至曰死，四呼一至曰命绝。此谓损之脉也。至脉从下上，损脉从上下也。

损脉之为病奈何？

然：一损损于皮毛，皮聚而毛落；二损损于血脉，血脉虚少，不能荣于五脏六腑也；三损损于肌肉，肌肉消瘦，饮食不为肌肤；四损损于筋，筋缓不能自收持；五损损于骨，骨痿不能起于床。反此者，至于收病也。从上下者，骨痿不能起于床者死；从下上者，皮聚而毛落者死。

---

① 濡：原作"涩"，据原注文及医统本、四库本改。
② 八：四库本作"七"。
③ 至：原作"死"。也：原无。并据医统本、四库本改补。

治损之法奈何？

然：损其肺者，益其气；损其心者，调其荣卫；损其脾者，调其饮食，适其寒温①；损其肝者，缓其中；损其肾者，益其精。此治损之法也。

脉有一呼再至，一吸再至；有一呼三至，一吸三至；有一呼四至，一吸四至；有一呼五至，一吸五至；有一呼六至，一吸六至；有一呼一至，一吸一至；有再呼一至，再吸一至；有呼吸再至。脉来如此，何以别知其病也？

然：脉来一呼再至，一吸再至，不大不小曰平。一呼三至，一吸三至，为适得病。前大后小，即头痛、目眩；前小后大，即胸满短气。一呼四至，一吸四至，病欲甚。脉洪大者，苦烦满；沉细者，腹中痛②；滑者伤热；涩者中雾露。一呼五至，一吸五至，其人当困。沉细夜加，浮大昼加，不大不小，虽困可治，其有大小者，为难治。一呼六至，一吸六至，为死脉也。沉细夜死，浮大昼死。一呼一至，一吸一至，名曰损。人虽能行，犹当著床。所以然者，血气皆不足故也。再呼一至，呼吸再至，名曰无魂。无魂者，当死也。人虽能行，名曰行尸。上部有脉，下部无脉，其人当吐，不吐者死。上部无脉，下部有脉，虽困，无能为害也。所以然者，譬如人之有尺，树之有根，枝叶虽枯槁，根本将自生。脉有根本，人有元气，故知不死。

十五难曰：《经》言春脉弦，夏脉钩，秋脉毛，冬脉石，是王脉耶？将病脉也？

然：弦、钩、毛、石者，四时之脉也。

春脉弦者，肝，东方木也，万物始生，未有枝叶，故其脉之来，濡弱而长，故曰弦。

夏脉钩者，心，南方火也，万物之所盛，垂枝布叶，皆下曲如钩，故其脉之来疾去迟，故曰钩。

秋脉毛者，肺，西方金也，万物之所终，草木华叶，皆秋而落，其枝独在，若毫毛也，故其脉之来，轻虚以浮，故曰毛。

冬脉石者，肾，北方水也，万物之所藏也，盛冬之时，水凝如石，故其脉之来，沉濡而滑，故曰石。

此四时之脉也。

---

① 其：原无，据医统本、四库本补。
② 腹：原作"胸"，据原注文及医统本、四库本改。

如有变，奈何？

然：春脉弦，反者为病。

何谓反？

然：其气来实强，是谓太过，病在外；气来虚微，是谓不及，病在内。气来厌厌聂聂，如循榆叶，曰平；益实而滑，如循长竿，曰病；急而劲益强，如新张弓弦，曰死。春脉微弦曰平，弦多胃气少曰病，但弦无胃气曰死，春以胃气为本。

夏脉钩，反者为病，何谓反？

然：其气来实强，是谓太过，病在外；气来虚微，是谓不及，病在内。其脉来累累如环，如循琅玕，曰平；来而益数，如鸡举足者，曰病；前曲后居，如操带钩，曰死。夏脉微钩曰平，钩多胃气少曰病，但钩无胃气曰死，夏以胃气为本。

秋脉毛①，反者为病，何谓反？

然：其气来实强②，是谓太过，病在外；气来虚微，是谓不及，病在内。其脉来蔼蔼如车盖，按之益大，曰平；不上不下，如循鸡羽，曰病；按之消索，如风吹毛，曰死。秋脉微毛为平，毛多胃气少曰病，但毛无胃气曰死，秋以胃气为本。

冬脉石，反者为病，何谓反？

然：其气来实强，是谓太过，病在外；气来虚微，是谓不及，病在内。脉来上大下兑，濡滑如雀之啄，曰平；啄啄连属，其中微曲，曰病；来如解索，去如弹石，曰死。冬脉微石曰平，石多胃气少曰病，但石无胃气曰死，冬以胃气为本。

胃者，水谷之海也，主禀，四时故皆以胃气为本。是谓四时之变病，死生之要会也。

脾者，中州也，其平和不可得见，衰乃见耳。来如雀之啄③，如水之下漏，是脾之衰见也。

十六难曰：脉有三部九候，有阴阳，有轻重，有六十首，一脉变为四时。离圣久远，各自是其法，何以别之？

---

① 秋脉毛：原作"秋脉微毛"，据医统本、四库本删。
② 其：原无，据医统本、四库本补。
③ 啄：原无，据医统本、四库本补。

然：是其病有内外证。

其病为之奈何？

然：假令得肝脉，其外证：善洁，面青，善怒；其内证：脐左有动气①，按之牢若痛；其病：四肢满闭，淋溲便难②，转筋③。有是者肝也，无是者非也。

假令得心脉，其外证：面赤，口干，喜笑；其内证：脐上有动气，按之牢若痛；其病：烦心，心痛，掌中热而哕。有是者心也，无是者非也。

假令得脾脉，其外证：面黄，善噫，善思，善味；其内证：当脐有动气，按之牢若痛；其病：腹胀满，食不消，体重，节痛，怠堕，嗜卧，四肢不收。有是者脾也，无是者非也。

假令得肺脉，其外证：面白，善嚏，悲愁不乐，欲哭；其内证：脐右有动气，按之牢若痛；其病：喘咳，洒淅寒热。有是者肺也，无是者非也。

假令得肾脉，其外证：面黑，喜恐欠；其内证：脐下有动气，按之牢若痛；其病：逆气，小腹急痛，泄如下重，足胫寒而逆。有是者肾也，无是者非也。

十七难曰：《经》言病或有死，或有不治自愈，或连年月不已。其死生存亡，可切脉而知之耶？

然：可尽知也。诊病若闭目不欲见人者，脉当得肝脉强急而长，而反得肺脉浮短而涩者，死也。

病若开目而渴，心下牢者，脉当得紧实而数，反得沉濡而微者，死也。病若吐血，复鼽衄血者，脉当沉细，而反浮大而牢者，死也。病若谵言妄语，身当有热，脉当洪大，而反手足厥逆④，脉沉细而微者，死也。病若大腹而泄者，脉当微细而涩，反紧大而滑者，死也。

十八难曰：脉有三部，部有四经，手有太阴、阳明，足有太阳、少阴，为上下部，何谓也？

然：手太阴、阳明，金也；足少阴、太阳，水也。金生水，水流下行而

---

① 脐：原作"齐"。二字通，径改。下同。
② 淋：原作"癃"，据医统本、四库本改。
③ 筋：原作"节"，据医统本、四库本改。
④ 反：原无，据医统本、四库本补。

不能上，故在下部也。足厥阴、少阳，木也，生手太阳、少阴火，火炎上行而不能下，故为上部。手心主少阳火，生足太阴、阳明土，土主中宫，故在中部也。此皆五行子母更相生养者也。

脉有三部九候，各何所主之？

然：三部者，寸关尺也。九候者，浮中沉也。上部法天，主胸以上至头之有疾也；中部法人，主膈以下至脐之有疾也；下部法地，主脐以下至足之有疾也。审而刺之者也。

人病有沉滞久积聚，可切脉而知之耶？

然：诊在右胁有积气，得肺脉结，脉结甚则积甚，结微则气微。

诊不得肺脉，而右胁有积气者，何也？

然：肺脉虽不见，右手脉当沉伏。

其外痼疾同法耶？将异也？

然：结者，脉来去时一止，无常数，名曰结也。伏者，脉行筋下也。浮者，脉在肉上行也。左右表里，法皆如此。假令脉结伏者，内无积聚，脉浮结者，外无痼疾，有积聚，脉不结伏，有痼疾，脉不浮结。为脉不应病，病不应脉，是为死病也。

十九难曰：《经》言脉有逆顺，男女有常。而反者，何谓也？

然：男子生于寅，寅为木，阳也；女子生于申，申为金，阴也。故男脉在关上，女脉在关下。是以男子尺脉恒弱，女子尺脉恒盛，是其常也。反者，男得女脉，女得男脉也。

其为病何如？

然：男得女脉为不足，病在内。左得之，病则在左；右得之，病则在右，随脉言之也。女得男脉为太过，病在四肢。左得之，病则在左；右得之，病则在右，随脉言之，此之谓也。

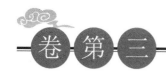
二十难曰：《经》言脉有伏匿，伏匿于何脏而言伏匿耶？

然：谓阴阳更相乘、更相伏也。脉居阴部而反阳脉见者，为阳乘阴也。脉虽时沉涩而短，此谓阳中伏阴也。脉居阳部而反阴脉见者，为阴乘阳也。脉虽时浮滑而长，此谓阴中伏阳也。重阳者狂，重阴者癫。脱阳者见鬼，脱阴者目盲。

二十一难曰：《经》言人形病脉不病，曰生；脉病形不病，曰死。何谓也？

然：人形病脉不病，非有不病者也，谓息数不应脉数也。此大法。

二十二难曰：《经》言脉有是动，有所生病。一脉辄变为二病者，何也？

然：《经》言是动者，气也；所生病者，血也。邪在气，气为是动；邪在血，血为所生病。气主呴之，血主濡之。气留而不行者，为气先病也；血壅而不濡者，为血后病也。故先为是动，后所生病也。

二十三难曰：手足三阴三阳脉之度数，可晓以不？

然：手三阳之脉，从手至头，长五尺，五六合三丈；手三阴之脉，从手至胸中，长三尺五寸，三六一丈八尺，五六三尺，合二丈一尺。足三阳之脉，从足至头，长八尺，六八四丈八尺；足三阴之脉，从足至胸，长六尺五寸，六六三丈六尺，五六三尺，合三丈九尺。人两足蹻脉，从足至目，长七尺五寸，二七一丈四尺，二五一尺，合一丈五尺。督脉、任脉各长四尺五寸，二四八尺，二五一尺，合九尺。凡脉长一十六丈二尺。此所谓十二经脉长短之数也。

经脉十二，络脉十五，何始何穷也？

然：经脉者，行血气，通阴阳，以荣于身者也。其始从中焦，注手太阴、阳明，阳明注足阳明、太阴，太阴注手少阴、太阳，太阳注足太阳、少阴，少阴注手心主少阳，少阳注足少阳、厥阴，厥阴复还注手太阴。别络十五，皆因其原，如环无端，转相溉灌，朝于寸口、人迎，以处百病，而决死生也。

《经》曰：明知终始，阴阳定矣，何谓也？

然：终始者，脉之纪也。寸口、人迎，阴阳之气通于朝使，如环无端，故曰始也。终者，三阴三阳之脉绝，绝则死，死各有形，故曰终也。

二十四难曰：手足三阴三阳气已绝，何以为候，可知其吉凶不？

然：足少阴气绝，即骨枯。少阴者，冬脉也，伏行而温于骨髓。故骨髓不温，即肉不著骨，骨肉不相亲，即肉濡而却，肉濡而却，故齿长而枯，发无润泽者，骨先死，戊日笃，己日死。

足太阴气绝，则脉不荣其口唇。口唇者，肌肉之本也。脉不荣，则肌肉不滑泽，肌肉不滑泽，则肉满，肉满则唇反，唇反则肉先死，甲日笃，乙日死。

足厥阴气绝，即筋缩，引卵与舌卷。厥阴者，肝脉也。肝者，筋之合也。筋者，聚于阴器而络于舌本。故脉不荣，则筋缩急，筋缩急①，即引卵与舌，故舌卷卵缩，此筋先死，庚日笃，辛日死。

手太阴气绝，即皮毛焦。太阴者，肺也，行气温于皮毛者也。气弗荣，则皮毛焦，皮毛焦则津液去，津液去即皮节伤，皮节伤则皮枯毛折，毛折者则毛先死，丙日笃，丁日死。

手少阴气绝，则脉不通，脉不通则血不流，血不流则色泽去，故面黑如黧②，此血先死，壬日笃，癸日死。

三阴气俱绝者，则目眩转、目瞑。目瞑者为失志，失志者则志先死，死即目瞑也。

六阳气俱绝者，则阴与阳相离。阴阳相离则腠理泄绝，汗乃出，大如贯珠，转出不流，即气先死。旦占夕死，夕占旦死。

---

① 筋缩急：原错简于"辛日死"之后，兹据医统本、四库本乙正。
② 黧：原作"梨"，据四库本、《普济方》卷一改。

·经络大数第二·

凡二首

二十五难曰：有十二经，五脏六腑十一耳，其一经者，何等经也？

然：一经者，手少阴与心主别脉也，心主与三焦为表里，俱有名而无形，故言经有十二也。

二十六难曰：经有十二，络有十五，余三络者，是何等络也？

然：有阳络，有阴络，有脾之大络。阳络者，阳跷之络也；阴络者，阴跷之络也。故络有十五焉。

·奇经八脉第三·

凡三首

二十七难曰：脉有奇经八脉者，不拘于十二经。何谓也？

然：有阳维，有阴维，有阳跷，有阴跷，有冲，有督，有任，有带之脉，凡此八脉者，皆不拘于经，故曰奇经八脉也。

经有十二，络有十五，凡二十七气，相随上下，何独不拘于经也？

然：圣人图设沟渠，通利水道，以备不然。天雨降下，沟渠溢满，当此之时，雾霈妄行，圣人不能复图也。此络脉满溢，诸经不能复拘也。

二十八难曰：其奇经八脉者，既不拘于十二经，皆何起何继也？

然：督脉者，起于下极之俞，并于脊里，上至风府，入于脑；任脉者，起于中极之下，以上毛际，循腹里，上关元，至喉咽；冲脉者，起于气冲，并足阳明之经，夹脐上行，至胸中而散也；带脉者，起于季胁，回身一周；

阳蹻脉者，起于跟中，循外踝上行，入风池；阴蹻脉者，亦起于跟中，循内踝上行，至咽喉，交贯冲脉；阳维、阴维者，维络于身，溢畜不能环流灌溉诸经者也。故阳维起于诸阳会也，阴维起于诸阴交也。比于圣人图设沟渠，沟渠满溢，流于深湖，故圣人不能拘通也。而人脉隆盛①，入于八脉而不环周，故十二经亦不能拘之。其受邪气，畜则肿热，砭射之也。

二十九难曰：奇经之为病，何如？

然：阳维维于阳，阴维维于阴，阴阳不能自相维，则怅然失志，溶溶不能自收持。阳维为病苦寒热，阴维为病苦心痛。② 阴蹻为病，阳缓而阴急。阳蹻为病，阴缓而阳急。冲之为病，逆气而里急。督之为病，脊强而厥。任之为病，其内苦结，男子为七疝，女子为瘕聚。带之为病，腹满，腰溶溶若坐水中。此奇经八脉之为病也③。

· 荣卫三焦第四 ·

凡二首

三十难曰：荣气之行，常与卫气相随不？

然：《经》言人受气于谷，谷入于胃，乃传与五脏六腑。五脏六腑皆受于气，其清者为荣，浊者为卫。荣行脉中，卫行脉外，荣周不息，五十而复大会，阴阳相贯，如环之无端，故知荣卫相随也。

三十一难曰：三焦者，何禀何生？何始何终？其治常在何许？可晓以不？

然：三焦者，水谷之道路，气之所终始也。上焦者，在心下，下膈，在胃上口，主内而不出，其治在膻中，玉堂下一寸六分，直两乳间陷者是。中

---

① 隆盛：原作"隆圣"，据医统本、四库本改。
② "阳维"至"心痛"二句，原错简于下文"腰溶溶若坐水中"之后，据医统本、四库本乙正。
③ 八：原作"入"，据医统本、四库本改。

焦者，在胃中脘，不上不下，主腐熟水谷，其治在脐傍①。下焦者，在胃下脘②，当膀胱上口，主分别清浊，主出而不内，以传导也，其治在脐下一寸。故名曰三焦，其腑在气街一本曰冲。

·脏腑配像第五·

凡六首

三十二难曰：五脏俱等，而心肺独在膈上者，何也？

然：心者血，肺者气。血为荣，气为卫，相随上下，谓之荣卫，通行经络，营周于外，故令心肺在膈上也。

三十三难曰：肝青象木，肺白象金。肝得水而沉，木得水而浮；肺得水而浮，金得水而沉。其意何也？

然：肝者，非为纯木也。乙角也，庚之柔。大言阴与阳，小言夫与妇。释其微阳，而吸其微阴之气，其意乐金，又行阴道多，故令肝得水而沉也。肺者，非为纯金也。辛商也，丙之柔。大言阴与阳，小言夫与妇。释其微阴，婚而就火，其意乐火，又行阳道多，故令肺得水而浮也。

肺熟而复沉，肝熟而复浮者，何也？故知辛当归庚，乙当归甲也。

三十四难曰：五脏各有声、色、臭、味、液③，可晓知以不？

然：《十变》言，肝色青，其臭臊，其味酸，其声呼，其液泣。心色赤，其臭焦，其味苦，其声言，其液汗。脾色黄，其臭香，其味甘，其声歌，其液涎。肺色白，其臭腥，其味辛，其声哭，其液涕。肾色黑，其臭腐，其味咸，其声呻，其液唾。是五脏声、色、臭、味、液也。

五脏有七神，各何所藏耶？

---

① 在：原作"有"，据医统本、四库本改。

② "在胃下脘"四字原脱，据四库本补。

③ 液：原无，据四库本注文补。末句同。

然：脏者，人之神气所舍藏也。故肝藏魂，肺藏魄①，心藏神，脾藏意与智，肾藏精与志也。

三十五难曰：五脏各有所，腑皆相近，而心肺独去大肠、小肠远者，何谓也？

然②：《经》言心荣肺卫，通行阳气，故居在上③，大肠、小肠传阴气而下，故居在下，所以相去而远也。

又，诸腑者，皆阳也，清净之处。今大肠、小肠、胃与膀胱皆受不净，其意何也？

然：诸腑者，谓是非也。《经》言小肠者，受盛之腑也；大肠者，传泻行道之腑也；胆者，清净之腑也；胃者，水谷之腑也；膀胱者，津液之腑也。一腑犹无两名，故知非也。

小肠者，心之腑；大肠者，肺之腑；胃者，脾之腑；胆者，肝之腑；膀胱者，肾之腑。小肠谓赤肠，大肠谓白肠，胆者谓青肠，胃者谓黄肠，膀胱者谓黑肠，下焦所治也。

三十六难曰：脏各有一耳，肾独有两者，何也？

然：肾两者，非皆肾也。其左者为肾，右者为命门。命门者，诸神精之所舍，原气之所系也，故男子以藏精，女子以系胞。故知肾有一也。

三十七难曰：五脏之气，于何发起？通于何许？可晓以不？

然：五脏者，当上关于九窍也。故肺气通于鼻，鼻和则知香臭矣；肝气通于目，目和则知白黑矣；脾气通于口，口和则知谷味矣；心气通于舌，舌和则知五味矣；肾气通于耳，耳和则知五音矣。

五脏不和，则九窍不通。六腑不和，则留结为痈。

邪在六腑，则阳脉不和；阳脉不和，则气留之；气留之，则阳脉盛矣。邪在五脏，则阴脉不和；阴脉不和，则血留之；血留之，则阴脉盛矣。阴气太盛，则阳气不得相营也，故曰格；阳气太盛，则阴气不得相营也，故曰

---

① 魄：原作"魂"，据医统本、四库本改。

② 然：原无，据医统本、四库本补。

③ 在：原作"有"，据医统本、四库本改。

关。阴阳俱盛，不得相营也，故曰关格。关格者，不得尽其命而死矣。

《经》言气独行于五脏，不营于六腑者，何也？

然：气之所行也，如水之流，不得息也。故阴脉营于五脏，阳脉营于六腑，如环之无端，莫知其纪，终而复始，其不覆溢，人气内温于脏腑，外濡于腠理。

·脏腑度数第六·

凡十首

三十八难曰：脏唯有五，腑独有六者，何也？

然：所以腑有六者，谓三焦也。有原气之别焉，主持诸气，有名而无形，其经属手少阳，此外腑也，故言腑有六焉。

三十九难曰：《经》言腑有五，脏有六者，何也？

然：六腑者，正有五腑也。然五脏亦有六脏者，谓肾有两脏也，其左为肾，右为命门。命门者，谓精神之所舍也，男子以藏精，女子以系胞，其气与肾通，故言脏有六也。

腑有五者，何也？

然：五脏各一腑，三焦亦是一腑，然不属于五脏，故言腑有五焉。

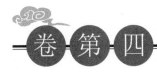
四十难曰：《经》言肝主色，心主臭，脾主味，肺主声，肾主液。鼻者，肺之候，而反知香臭；耳者，肾之候，而反闻声，其意何也？

然：肺者，西方金也。金生于巳，巳者，南方火也。火者心，心主臭，故令鼻知香臭。肾者，北方水也。水生于申，申者，西方金。金者肺，肺主声，故令耳闻声。

四十一难曰：肝独有两叶，以何应也？

然：肝者，东方木也，木者，春也。万物始生，其尚幼小，意无所亲，去太阴尚近，离太阳不远，犹有两心，故有两叶，亦应木叶也。

四十二难曰：人肠胃长短，受水谷多少，各几何？

然：胃大一尺五寸，径五寸，长二尺六寸，横屈受水谷三斗五升，其中常留谷二斗，水一斗五升。小肠大二寸半，径八分分之少半，长三丈二尺，受谷二斗四升，水六升三合合之太半①。回肠大四寸，径一寸半，长二丈一尺，受谷一斗，水七升半。广肠大八寸，径二寸半，长二尺八寸，受谷九升三合八分合之一。故肠胃凡长五丈八尺四寸，合受水谷八斗七升六合八分合之一。此肠胃长短、受水谷之数也。

肝重四斤四两，左三叶，右四叶，凡七叶，主藏魂。心重十二两，中有七孔三毛，盛精汁三合，主藏神。脾重二斤三两，扁广三寸，长五寸，有散膏半斤，主裹血，温五脏，主藏意。肺重三斤三两②，六叶两耳，凡八叶，主藏魄③。肾有两枚，重一斤一两，主藏志。

---

① 三：原无，据医统本、四库本、守山阁本补。
② 三斤：原作"三两"，与下文重，据医统本、四库本、守山阁本改。
③ 魄：原作"魂"，据医统本、《医宗金鉴》卷八一改。

　　胆在肝之短叶间，重三两三铢，盛精汁三合。胃重二斤二两，纡曲屈伸，长二尺六寸，大一尺五寸，径五寸，盛谷二斗，水一斗五升。小肠重二斤十四两，长三丈二尺，广二寸半，径八分分之少半，左回叠积十六曲，盛谷二斗四升，水六升三合合之太半。大肠重二斤十二两，长二丈一尺，广四寸，径一寸，当脐右回十六曲，盛谷一斗，水七升半。膀胱重九两二铢，纵广九寸，盛溺九升九合。

　　口广二寸半，唇至齿长九分，齿以后至会厌深三寸半，大容五合。舌重十两，长七寸，广二寸半。咽门重十两，广二寸半，至胃长一尺六寸。喉咙重十二两，广二寸，长一尺二寸，九节。肛门重十二两，大八寸，径二寸大半，长二尺八寸，受谷九升三合八分合之一。

　　四十三难曰：人不食饮，七日而死者，何也？

　　然：人胃中常有留谷二斗，水一斗五升。故平人日再至圊，一行二升半，日中五升，七日，五七三斗五升，而水谷尽矣。故平人不食饮七日而死者，水谷津液俱尽，即死矣。

　　四十四难曰：七冲门何在？

　　然：唇为飞门，齿为户门，会厌为吸门，胃为贲门，太仓下口为幽门，大肠小肠会为阑门，下极为魄门，故曰七冲门也。

　　四十五难曰：《经》言八会者，何也？

　　然：腑会大仓，脏会季胁，筋会阳陵泉，髓会绝骨，血会鬲俞，骨会大抒，脉会太渊[①]，气会三焦外一筋直两乳内也。热病在内者，取其会之气穴也。

　　四十六难曰：老人卧而不寐，少壮寐而不寤者，何也？

　　然：《经》言少壮者血气盛，肌肉滑，气道通，荣卫之行不失于常，故昼日精，夜不寤。老人血气衰，肌肉不滑[②]，荣卫之道涩，故昼日不能精，

---

　　①　会：原无，据医统本、四库本、守山阁本补。
　　②　肌：原作"气"，据医统本、四库本、守山阁本改。

夜不得寐也。故知老人不得寐也。

四十七难曰：人面独能耐寒者，何也？

然：人头者，诸阳之会也。诸阴脉皆至颈、胸中而还，独诸阳脉皆上至头耳，故令面耐寒也。

·虚实邪正第七·

凡五首

四十八难曰：人有三虚三实，何谓也？

然：有脉之虚实，有病之虚实，有诊之虚实也。脉之虚实者，濡者为虚，紧牢者为实。病之虚实者，出者为虚，入者为实①；言者为虚，不言者为实；缓者为虚，急者为实。诊之虚实者，濡者为虚，牢者为实；痒者为虚，痛者为实；外痛内快，为外实内虚；内痛外快，为内实外虚。故曰虚实也。

四十九难曰：有正经自病，有五邪所伤，何以别之？

然：《经》言忧愁思虑则伤心，形寒饮冷则伤肺，恚怒气逆上而不下则伤肝，饮食劳倦则伤脾，久坐湿地、强力入水则伤肾。是正经之自病也。

何谓五邪？

然：有中风，有伤暑，有饮食劳倦，有伤寒，有中湿，此之谓五邪。

假令心病，何以知中风得之？

然：其色当赤。何以言之？肝主色。自入为青，入心为赤，入脾为黄，入肺为白，入肾为黑。肝为心邪，故知当赤色也。其病身热，胁下满痛，其脉浮大而弦。

何以知伤暑得之？

然：当恶臭。何以言之？心主臭。自入为焦臭，入脾为香臭，入肝为臊

---

① 入者为实："入者"上原衍一"实"字，据医统本、四库本、守山阁本删。

臭，入肾为腐臭，入肺为腥臭。故知心病伤暑得之也，当恶臭。其病身热而烦，心痛，其脉浮大而散。

何以知饮食劳倦得之？

然：当喜苦味也。虚为不欲食，实为欲食。何以言之？脾主味。入肝为酸，入心为苦，入肺为辛，入肾为咸，自入为甘。故知脾邪入心为喜苦味也。其病身热而体重，嗜卧，四肢不收，其脉浮大而缓。

何以知伤寒得之？

然：当谵言妄语。何以言之？肺主声。入肝为呼，入心为言，入脾为歌，入肾为呻，自入为哭。故知肺邪入心为谵言妄语也。其病身热，洒洒恶寒，甚则喘咳，其脉浮大而涩。

何以知中湿得之？

然：当喜汗出不可止。何以言之？肾主湿，入肝为泣，入心为汗，入脾为涎①，入肺为涕，自入为唾。故知肾邪入心为汗出不可止也。其病身热而小腹痛，足胫寒而逆，其脉沉濡而大。

此五邪之法也。

五十难曰：病有虚邪，有实邪，有贼邪，有微邪，有正邪，何以别之？

然：从后来者为虚邪，从前来者为实邪，从所不胜来者为贼邪，从所胜来者为微邪，自病者为正邪。何以言之？假令心病，中风得之为虚邪，伤暑得之为正邪，饮食劳倦得之为实邪，伤寒得之为微邪，中湿得之为贼邪。

五十一难曰：病有欲得温者，有欲得寒者，有欲得见人者，有不欲得见人者，而各不同，病在何脏腑也？

然：病欲得寒，而欲见人者，病在腑也；病欲得温，而不欲得见人者，病在脏也。何以言之？腑者阳也，阳病欲得寒，又欲见人；脏者阴也，阴病欲得温，又欲闭户独处，恶闻人声。故以别知脏腑之病也。

五十二难曰：腑脏发病，根本等不？

然：不等也。

---

① 涎：原作"液"，据医统本、四库本、《脾胃论》卷上改。按：《脾胃论》卷下又云"入脾为痰涎"，涎即指痰涎。

其不等奈何？

然：脏病者，止而不移，其病不离其处；腑病者，仿佛贲响，上下行流，居处无常。故以此知脏腑根本不同也。

· 脏腑传病第八 ·

凡二首

五十三难曰：《经》言七传者死，间脏者生。何谓也？

然：七传者，传其所胜也；间脏者，传其子也。何以言之？假令心病传肺，肺传肝，肝传脾，脾传肾，肾传心，一脏不再伤，故言七传者死也。间脏者，传其所生也。假令心病传脾，脾传肺，肺传肾，肾传肝，肝传心，是母子相传，竟而复始，如环之无端，故言生也。

五十四难曰：脏病难治，腑病易治，何谓也？

然：脏病所以难治者，传其所胜也；腑病易治者，传其子也。与七传、间脏同法也。

· 脏腑积聚第九 ·

凡二首

五十五难曰：病有积有聚，何以别之？

然：积者，阴气也；聚者，阳气也。故阴沉而伏，阳浮而动。气之所积名曰积，气之所聚名曰聚。故积者，五脏所生，聚者，六腑所成也。积者阴气也，其始发有常处，其痛不离其部，上下有所终始，左右有所穷处。聚者阳气也，其始发无根本，上下无所留止，其痛无常处，谓之聚。故以是别，知积聚也。

五十六难曰：五脏之积，各有名乎？以何月何日得之？

然：肝之积，名曰肥气，在左胁下，如覆杯，有头足。久不愈，令人发咳逆、痎疟，连岁不已。以季夏戊己日得之。何以言之？肺病传于肝，肝当传脾，脾季夏适王，王者不受邪，肝复欲还肺，肺不肯受，故留结为积，故知肥气以季夏戊己日得之。

心之积，名曰伏梁，起脐上，大如臂，上至心下。久不愈，令人病烦心。以秋庚辛日得之。何以言之？肾病传心，心当传肺，肺以秋适王，王者不受邪，心复欲还肾，肾不肯受，故留结为积，故知伏梁以秋庚辛日得之。

脾之积，名曰痞气，在胃脘，覆大如盘。久不愈，令人四肢不收，发黄疸，饮食不为肌肤。以冬壬癸日得之。何以言之？肝病传脾，脾当传肾，肾以冬适王，王者不受邪，脾复欲还肝，肝不肯受，故留结为积，故知痞气以冬壬癸日得之。

肺之积，名曰息贲，在右胁下，覆大如杯。久不已，令人洒淅寒热，喘咳，发肺壅。以春甲乙日得之。何以言之？心病传肺，肺当传肝，肝以春适王，王者不受邪，肺复欲还心，心不肯受，故留结为积，故知息贲以春甲乙日得之。

肾之积，名曰贲豚，发于少腹，上至心下，若豚状，或上或下无时。久不已，令人喘逆，骨痿，少气。以夏丙丁日得之。何以言之？脾病传肾，肾当传心，心以夏适王，王者不受邪，肾复欲还脾，脾不肯受，故留结为积，故知贲豚以夏丙丁日得之。

此是五积之要法也。

· 五泄伤寒第十 ·

凡四首

五十七难曰：泄凡有几，皆有名不？

然：泄凡有五，其名不同。有胃泄，有脾泄，有大肠泄，有小肠泄，有大瘕泄，名曰后重。

胃泄者，饮食不化，色黄。脾泄者，腹胀满，泄注，食即呕吐逆。大肠泄者，食已窘迫，大便色白，肠鸣切痛。小肠泄者，溲而便脓血，少腹痛。大瘕泄者，里急后重，数至圊而不能便，茎中痛。

此五泄之要法也[①]。

五十八难曰：伤寒有几，其脉有变不？

然：伤寒有五，有中风，有伤寒，有湿温，有热病，有温病，其所苦各不同。

中风之脉，阳浮而滑，阴濡而弱。湿温之脉，阳濡而弱，阴小而急。伤寒之脉，阴阳俱盛而紧涩。热病之脉，阴阳俱浮，浮之而滑[②]，沉之散涩。温病之脉，行在诸经，不知何经之动也，各随其经所在而取之。

伤寒有汗出而愈[③]、下之而死者，有汗出而死、下之而愈者。何也？

然：阳虚阴盛，汗出而愈，下之即死；阳盛阴虚，汗出而死，下之而愈。

寒热之病，候之如何也？

然：皮寒热者，皮不可近席，毛发焦，鼻槁，不得汗。肌寒热者，皮肤痛，唇舌槁，无汗。骨寒热者，病无所安，汗注不休，齿本槁痛。

五十九难曰：狂癫之病，何以别之？

然：狂疾之始发[④]，少卧而不饥，自高贤也，自辨智也，自贵倨也，妄笑，好歌乐，妄行不休是也。癫疾始发，意不乐，直视僵仆，其脉三部阴阳俱盛是也。

六十难曰：头心之病，有厥痛，有真痛，何谓也？

然：手三阳之脉受风寒，伏留而不去者，则名厥头痛；入连在脑者，名真头痛。其五脏气相干，名厥心痛；其痛甚，但在心，手足青者，即名真心痛。其真心痛者，旦发夕死，夕发旦死。

---

① 要：原无，据医统本、四库本补。
② 而：原无，据医统本、四库本、守山阁本补。
③ 伤：原作"肠"，据医统本、四库本、守山阁本改。
④ 疾：原无，据医统本、四库本补。

·神圣工巧第十一·

凡一首

六十一难曰：《经》言望而知之谓之神，闻而知之谓之圣，问而知之谓之工，切脉而知之谓之巧，何谓也？

然：望而知之者，望见其五色，以知其病。闻而知之者，闻其五音，以别其病。问而知之者，问其所欲五味①，以知其病所起所在也。切脉而知之者，诊其寸口，视其虚实，以知其病病在何脏腑也。《经》言以外知之曰圣，以内知之曰神，此之谓也。

·脏腑井俞第十二·

凡七首

六十二难曰：脏井荥有五，腑独有六者，何谓也？

然：腑者阳也，三焦行于诸阳，故置一俞，名曰原。腑有六者，亦与三焦共一气也。

六十三难曰：《十变》言五脏六腑荥合皆以井为始者，何也？

然：井者，东方春也。万物之始生，诸蚑行喘息，蜎飞蠕动，当生之物，莫不以春而生。故岁数始于春，日数始于甲，故以井为始也。

---

① 问：原作"闻"，据医统本、四库本、守山阁本改。

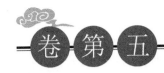

六十四难曰：《十变》又言阴井木，阳井金；阴荥火，阳荥水；阴俞土，阳俞木；阴经金，阳经火；阴合水，阳合土。阴阳皆不同，其意何也？

然：是刚柔之事也。阴井乙木，阳井庚金。阳井庚，庚者，乙之刚也；阴井乙，乙者，庚之柔也。乙为木，故言阴井木也；庚为金，故言阳井金也。余皆仿此。

六十五难曰：《经》言所出为井，所入为合，其法奈何？

然：所出为井，井者东方春也，万物之始生，故言所出为井也。所入为合，合者北方冬也，阳气入藏，故言所入为合也。

六十六难曰：《经》言肺之原出于太渊，心之原出于太陵，肝之原出于太冲，脾之原出于太白，肾之原出于太溪，少阴之原出于兑骨，胆之原出于丘墟，胃之原出于冲阳，三焦之原出于阳池，膀胱之原出于京骨，大肠之原出于合谷，小肠之原出于腕骨。十二经皆以俞为原者，何也？

然：五脏俞者，三焦之所行，气之所留止也。

三焦所行之俞为原者，何也？

然：脐下肾间动气者，人之生命也，十二经之根本也，故名曰原。三焦者，原气之别使也，主通行三气，经历于五脏六腑。原者，三焦之尊号也，故所止辄为原。五脏六腑之有病者，皆取其原也①。

六十七难曰：五脏募皆在阴②，而俞皆在阳者，何谓也？

然：阴病行阳，阳病行阴，故令募在阴，俞在阳。

① 皆：原无，据医统本、四库本补。
② 在：原作"左"，据医统本、四库本、守山阁本改。

六十八难曰：五脏六腑各有井、荥、俞、经、合，皆何所主？

然：《经》言所出为井，所流为荥，所注为俞，所行为经，所入为合。井主心下满，荥主身热，俞主体重节痛，经主喘咳寒热，合主逆气而泄。此五脏六腑其井、荥、俞、经、合所主病也。

·用针补泻第十三·

凡十三首

六十九难曰：《经》言虚者补之，实者泻之，不实不虚，以经取之。何谓也？

然：虚者补其母，实者泻其子，当先补之，然后泻之。不实不虚，以经取之者，是正经自生病，不中他邪也，当自取其经，故言以经取之。

七十难曰：《经》言春夏刺浅、秋冬刺深者，何谓也？

然：春夏者，阳气在上，人气亦在上，故当浅取之。秋冬者，阳气在下，人气亦在下，故当深取之。

春夏各致一阴、秋冬各致一阳者，何谓也？

然：春夏温，必致一阴者，初下针，沉之至肾肝之部，得气，引持之阴也；秋冬寒，必致一阳者，初内针，浅而浮之，至心肺之部，得气，推内之阳也。是谓春夏必致一阴，秋冬必致一阳。

七十一难曰：《经》言刺荣无伤卫，刺卫无伤荣，何谓也？

然：针阳者，卧针而刺之；刺阴者，先以左手摄按所针荣俞之处，气散乃内针。是谓刺荣无伤卫，刺卫无伤荣也。

七十二难曰：《经》言能知迎随之气，可令调之。调气之方，必在阴阳。何谓也？

然：所谓迎随者，知荣卫之流行、经脉之往来也，随其逆顺而取之，故曰迎随。调气之方，必在阴阳者，知其内外表里，随其阴阳而调之，故曰调气之方，必在阴阳。

七十三难曰：诸井者，肌肉浅薄，气少，不足使也，刺之奈何？

然：诸井者，木也；荥者，火也，火者木之子。当刺井者，以荥泻之。故《经》言补者不可以为泻，泻者不可以为补，此之谓也。

七十四难曰：《经》言春刺井、夏刺荥、季夏刺俞、秋刺经、冬刺合者，何谓也？

然：春刺井者，邪在肝；夏刺荥者，邪在心；季夏刺俞者，邪在脾；秋刺经者，邪在肺；冬刺合者，邪在肾。

其肝、心、脾、肺、肾而系于春、夏、秋、冬者，何也？

然：五脏一病辄有五也，假令肝病，色青者肝也，臊臭者肝也，喜酸者肝也，喜呼者肝也，喜泣者肝也。其病众多，不可尽言也。四时有数，而并系于春、夏、秋、冬者也。针之要妙，在于秋毫者也^①。

七十五难曰：《经》言东方实，西方虚，泻南方，补北方，何谓也？

然：金木水火土，当更相平。东方木也，西方金也。木欲实，金当平之；火欲实，水当平之；土欲实，木当平之；金欲实，火当平之；水欲实，土当平之。东方肝也，则知肝实；西方肺也，则知肺虚。泻南方火，补北方水。南方火，火者，木之子也；北方水，水者，木之母也，水胜火。子能令母实，母能令子虚，故泻火补水，欲令金不得平木也。《经》曰不能治其虚，何问其余，此之谓也。

七十六难曰：何谓补泻？当补之时，何所取气？当泻之时，何所置气？

然：当补之时，从卫取气；当泻之时，从荥置气。其阳气不足，阴气有余，当先补其阳，而后泻其阴。阴气不足，阳气有余，当先补其阴，而后泻其阳。荥卫通行，此其要也。

七十七难曰：《经》言上工治未病，中工治已病者，何谓也？

---

① 也：原无，据医统本、四库本补。

　　然：所谓治未病者，见肝之病，则知肝当传之与脾，故先实其脾气，无令得受肝之邪，故曰治未病焉。中工治已病者，见肝之病，不晓相传，但一心治肝，故曰治已病也。

　　七十八难曰：针有补泻，何谓也？

　　然：补泻之法，非必呼吸出内针也。然知为针者，信其左；不知为针者，信其右。当刺之时，必先以左手厌按所针荣俞之处①，弹而努之，爪而下之，其气之来，如动脉之状，顺针而刺之，得气，因推而内之，是谓补；动而伸之，是谓泻。不得气，乃与男外女内。不得气，是谓十死不治也。

　　七十九难曰：《经》言迎而夺之，安得无虚？随而济之，安得无实？虚之与实，若得若失，实之与虚，若有若无。何谓也？

　　然：迎而夺之者，泻其子也；随而济之者，补其母也。假令心病，泻手心主俞，是谓迎而夺之者也；补手心主井，是谓随而济之者也。所谓实之与虚者，牢濡之意也。气来实牢者为得②，濡虚者为失，故曰若得若失也。

　　八十难曰：《经》言有见如入、有见如出者，何谓也？

　　然：所谓有见如入、有见如出者③，谓左手见气来至乃内针，针入见气，尽乃出针，是谓有见如入、有见如出也。

　　八十一难曰：《经》言无实实虚虚，损不足而益有余，是寸口脉耶？将病自有虚实耶？其损益奈何？

　　然：是病，非谓寸口脉也，谓病自有虚实也。假令肝实而肺虚，肝者木也，肺者金也，金木当更相平，当知金平木。假令肺实而肝虚，微少气，用针不补其肝④，而反重实其肺，故曰实实虚虚，损不足而益有余。此者，中工之所害也。

---

　　① 厌：通"压"。

　　② 牢：原无，据医统本、四库本、守山阁本补。

　　③ 有见如出：原无，医统本、四库本注云："所谓'有见如入'下，当欠'有见如出'四字。"据补。

　　④ 补：原作"泻"，据医统本、四库本改。

华氏中藏经

（汉）华　佗　撰

刁忠民　校点

目　　录

　　《华氏中藏经》三卷，旧题汉华佗撰。华佗，一名旉，字元化，沛国谯（今安徽亳州）人，为汉末名医。其事迹已为世人熟知，且《三国志》中有传，故不详述。

　　《华氏中藏经》载杂论 49 篇，医方 60 首，主要论述五脏六腑疾病之脉象与阴阳、寒热、虚实之辨证，并指出常见脏腑疾病之施治方法，对后世医家有较大影响。由于《三国志·华佗传》未载此书名，且华佗为曹操所杀，医学著述不传，故后人疑此书为托名之作，然已难详考。清代孙星衍认为："此书文义古奥，似是六朝人所撰，非后世所能假托。"故此书或非华佗原著，要之为较古老之医籍。今仍署"旧题华佗撰"，以示存疑之意。

　　本书版本不一，有一卷、三卷、八卷之别，皆后人分合不同。孙星衍据元人赵孟頫两种手写本为主，参校他本，较为完备。此次整理，即据清嘉庆十三年孙氏刻《平津馆丛书》本为底本，孙氏校语，概予保留，用小字注以别之。参校明万历《古今医统正脉全书》本（简称医统本）、清光绪十七年《周氏医学丛书》本（简称周本）、日本宽保二年本（简称宽保本）及清抄本。

重校华氏中藏经序

　　《华氏中藏经》见郑樵《通志·艺文略》，为一卷。陈振孙《书录解题》同，云汉谯郡华佗元化撰，《宋史·艺文志》华氏作黄，盖误。今世传本有八卷，吴勉学刊在《古今医统》中。

　　余以乾隆丁未年入翰林，在都见赵文敏手写本。卷上自第十篇"性急则脉急"已下起[①]，至第二十九篇为一卷；卷下自万应丸药方至末为一卷；失其中卷。审是真迹。后归张太史锦芳，其弟录稿赠余。又以嘉庆戊辰年乞假南归，在吴门见周氏所藏元人写本，亦称赵书，具有上中下三卷，而缺《论诊杂病必死候第四十八》及《察声色形证决死法第四十九》两篇。合前后二本，校勘明本，每篇脱落舛误，凡有数百字。其方药名件、次序、分量，俱经后人改易，或有删去其方者。今以赵写两本为定。

　　此书文义古奥，似是六朝人所撰，非后世所能假托。考《隋书·经籍志》，有华佗《观形察色并三部脉经》一卷，疑即是中卷《论诊杂病必死候》已下二篇，故不在赵写本中，未敢定之。邓处中之名不见书传，陈振孙亦云：自言为华先生外孙，称此书因梦得于石函，莫可考也。序末称甲寅秋九月序，古人亦无以干支纪岁不著岁字者，疑其序伪作。至一卷、三卷、八卷分合之异，则后人所改。赵写本旁注有高宗、孝宗庙讳，又称有库本、陆本异同，是依宋本手录。元代不避宋讳，而不更其字，可见古人审慎阙疑之意。此书四库书既未录存，又两见赵写善本，急宜刊刻以公同好。卷下万应丸等，皆以丸散治疾，而无汤药。古人配合药物分量，案五脏五味，配以五行生成之数。今俗医任意增减，不识君臣佐使，是以古人有不服药为中医之叹。要知外科丸散，率用古方分量，故其效过于内科，此即古方不可增减之明证。余所得宋本医学书甚多，皆足证明人改乱古书之谬，惜无深通医理者与共证之。

　　　　嘉庆十三年太岁戊辰十月四日孙星衍撰序于安德使署之平津馆

---

　　① 前一急字，原作"忌"，据本书目录及内容改。

华氏中藏经序

应灵洞主探微真人少室山邓处中撰

华先生讳佗，字元化，性好恬淡，喜味方书。多游名山幽洞，往往有所遇。一日，因酒息于公宜山古洞前，忽闻人论疗病之法，先生讶其异，潜逼洞窃听。须臾，有人云："华生在迩，术可付焉。"复有一人曰："道生性贪，不悯生灵，安得付也？"先生不觉愈骇，跃入洞，见二老人，衣木皮，顶草冠。先生躬趋左右而拜曰："适闻贤者论方术，遂乃忘归。况济人之道素所好为，所恨者未遇一法可以施验，徒自不足耳。愿贤者少察愚诚，乞与开悟，终身不负恩。"首坐先生云："术亦不惜，恐异日与子为累。若无高下，无贫富，无贵贱，不务财贿，不惮劳苦，矜老恤幼为急，然后可脱子祸。"先生再拜谢曰："贤圣之语，一一不敢忘，俱能从之。"二老笑指东洞云："石床上有一书函，子自取之，速出吾居，勿示俗流，宜秘密之。"先生时得书，回首，已不见老人。先生慑怯离洞，忽然不见，云奔雨泻，石洞摧塌。既览其方，论多奇怪，从兹施试，效无不存神。先生未六旬，果为魏所戮，老人之言，预有斯验。余乃先生外孙也，因吊先生寝室，梦先生引余坐，语《中藏经》真活人法也，子可取之，勿传非人。余觉，惊怖不定，遂讨先生旧物，获石函一具，开之，得书一帙，乃《中藏经》也。予性拙于用，复授次子思，因以志其实。

甲寅秋九月序

此序赵写本所无，似是后人伪作，姑附存之。[1]

---

[1] 序后跋语当为清人刊刻本书时所加，今仍存留之。

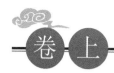

·人法于天地论第一·

　　人者，上禀天，下委地，阳以辅之，阴以佐之。天地顺则人气泰，天地逆则人气否。是以天地有四时五行，寒暄动静。其变也，喜为雨，怒为风，结为霜，张为虹，此天地之常也。

　　人有四肢五脏，呼吸寤寐，精气流散，行为荣，张为气，发为声，此人之常也。阳施于形，阴慎于精，天地之同也。失其守，则蒸而热发，否而寒生，结作瘿瘤，陷作痈疽，盛而为喘，减而为枯，彰于面部，见于形体。天地通塞，一如此矣。故五纬盈亏，星辰差忒，日月交蚀，彗孛飞走，乃天地之灾怪也。寒暄不时，则天地之蒸否也；土起石立，则天地之痈疽也；暴风疾雨，则天地之喘乏也；江河竭耗，则天地之枯焦也。鉴者决之以药，济之以针，化之以道，佐之以事。故形体有可救之病，天地有可去之灾。

　　人之危厄死生，禀于天地。阴之病也，来亦缓而去亦缓；阳之病也，来亦速而去亦速。阳生于热，热而舒缓；阴生于寒，寒则拳急。寒邪中于下，热邪中于上，饮食之邪中于中。人之动止，本乎天地。知人者有验于天，知天者必有验于人。天合于人，人法于天，见天地逆从，则知人衰盛。人有百病，病有百候，候有百变，皆天地阴阳逆从而生。苟能穷究乎此，如其神耳！

·阴阳大要调神论第二·

天者阳之宗，地者阴之属。阳者生之本，阴者死之基。天地之间，阴阳辅佐者人也。得其阳者生，得其阴者死。阳中之阳为高真，阴中之阴为幽鬼。故钟于阳者长，钟于阴者短。

多热者阳之主，多寒者阴之根。阳务其上，阴务其下。阳行也速，阴行也缓。阳之体轻，阴之体重。阴阳平，则天地和而人气宁；阴阳逆，则天地否而人气厥。故天地得其阳则炎炽，得其阴则寒凛。

阳始于子前，末于午后；阴始于午后，末于子前。阴阳盛衰，各在其时，更始更末，无有休息，人能从之亦智也。《金匮》曰：秋首养阳，春首养阴。阳勿外闭，阴勿外侵。火出于木，水生于金。水火通济，上下相寻。人能循此，永不湮沉。此之谓也。

呜呼！凡愚岂知是理？举止失宜，自致其罹。外以风寒暑湿，内以饥饱劳役为败。欺残正体，消亡正神。缚绊其身，死生告陈。

殊不知脉有五死，气有五生，阴家脉重，阳家脉轻。阳病阴脉则不永，阴病阳脉则不成。阳候多语，阴症无声。多语者易济，无声者难荣。阳病则旦静，阴病则夜宁。阴阳运动，得时而行。阳虚则暮乱，阴虚则朝争。朝暮交错，其气厥横。

死生致理，阴阳中明。阴气下而不上曰断络，阳气上而不下曰绝经。阴中之邪曰浊，阳中之邪曰清。火来坎户，水到离扃。阴阳相应，方乃和平。阴不足则济之以水母，阳不足则助之以火精。阴阳济等，各有攀陵。上通三寸，曰阳之神路；下通三寸，曰阴之鬼程。阴常宜损，阳常宜盈。居之中者，阴阳匀停。是以阳中之阳，天仙赐号；阴中之阴，下鬼持名。顺阴者多消灭，顺阳者多长生。逢斯妙趣，无所不灵。

·生成论第三·

阴阳者，天地之枢机；五行者，阴阳之终始。非阴阳则不能为天地，非五行则不能为阴阳。故人者，成于天地，败于阴阳也，由五行逆从而生焉。

天地有阴阳五行，人有血脉五脏。五行者，金木水火土也。五脏者，肺肝心肾脾也。金生水，水生木，木生火，火生土，土生金，则生成之道，循环无穷；肺生肾，肾生肝，肝生心，心生脾，脾生肺，上下荣养，无有休息。故《金匮》《至真要论》云：心生血，血为肉之母；脾生肉，肉为血之舍；肺属气，气为骨之基；肾应骨，骨为筋之本；肝系筋，筋为血之源。五脏五行，相成相生，昼夜流转，无有始终。从之则吉，逆之则凶。

天地阴阳，五行之道，中含于人。人得者，可以出阴阳之数，夺天地之机，悦五行之要，无终无始，神仙不死矣。

·阳厥论第四·

骤风暴热，云物飞扬，晨晦暮晴，夜炎昼冷。应寒不寒，当雨不雨，水竭土坏，时岁大旱，草木枯悴，江河乏涸，此天地之阳厥也。

暴壅塞，忽喘促，四肢不收，二腑不利，耳聋目盲，咽干口焦，舌生疮，鼻流清涕，颊赤心烦，头昏脑重，双睛似火，一身如烧，素不能者乍能，素不欲者乍欲，登高歌笑，弃衣奔走，狂言妄语，不辨亲疏，发躁无度，饮水不休，胸膈膨胀，腹与胁满闷，背疽肉烂，烦渍消中，食不入胃，水不穿肠，骤肿暴满，叫呼昏冒，不省人事，疼痛不知去处，此人之阳厥也。阳厥之脉，举按有力者生，绝者死。

· 阴厥论第五 ·

飞霜走雹，朝昏暮霭。云雨飘飘，风露寒冷。当热不热，未寒而寒。时气霹雳，泉生田野。山摧地裂，土坏河溢，月晦日昏。此天地之阴厥也。

暴哑卒寒，一身拘急，四肢拳挛，唇青面黑，目直口噤，心腹满痛，头额摇鼓，腰脚沉重，语言蹇涩，上吐下泻，左右不仁，大小便活，吞吐酸渌，悲忧惨戚，喜怒无常者，此人之阴厥也。阴厥之脉，举指弱、按指大者生，举按俱绝者死。一身悉冷，额汗自出者亦死。阴厥之病，过三日勿治。

· 阴阳否格论第六 ·

阳气上而不下曰否，阴气下而不上亦曰否。阳气下而不上曰格，阴气上而不下亦曰格。否格者，谓阴阳不相从也。

阳奔于上则燔脾肺，生其疸也，其色黄赤，皆起于阳极也。阴走于下则冰肾肝，生其厥也，其色青黑，皆发于阴极也。疸为黄疸也，厥为寒厥也，由阴阳否格不通而生焉。阳燔则治以水，阴厥则助以火，乃阴阳相济之道耳。

· 寒热论第七 ·

人之寒热往来者，其病何也？此乃阴阳相胜也。阳不足则先寒后热，阴不足则先热后寒。又，上盛则发热，下盛则发寒。皮寒而燥者阳不足，皮热而燥者阴不足。皮寒而寒者阴盛也，皮热而热者阳盛也。

发热于下，则阴中之阳邪也；发热于上，则阳中之阳邪也。寒起于上，则阳中之阴邪也；寒起于下，则阴中之阴邪也。寒而颊赤多言者，阳中之阴邪也；热而面青多言者，阴中之阳邪也；寒而面青多言者，阴中之阴邪也。若不言者，不可治也。阴中之阴中者，一生九死；阳中之阳中者，九生一死。阴病难治，阳病易医。诊其脉候，数在上则阳中之阳也，数在下则阴中之阳也。迟在上则阳中之阴也，迟在下则阴中之阴也。

数在中则中热，迟在中则中寒。寒用热取，热以寒攻。逆顺之法，从乎天地，本乎阴阳也。天地者，人之父母也；阴阳者，人之根本也。未有不从天地阴阳者也。从者生，逆者死。寒之又寒，热之又热者生。《金匮大要论》云：夜发寒者从，夜发热者逆。昼发热者从，昼发寒者逆。从逆之兆，亦在乎审明。

·虚实大要论第八·

病有脏虚脏实，腑虚腑实，上虚上实，下虚下实，状各不同，宜深消息。

肠鸣气走，足冷手寒，食不入胃，吐逆无时，皮毛憔悴，肌肉皱皱，耳目昏塞，语声破散，行步喘促，精神不收，此五脏之虚也。诊其脉，举指而活，按之而微，看在何部，以断其脏也。又，按之沉、小、弱、微、短、涩、软、濡，俱为脏虚也。虚则补益，治之常情耳。饮食过多，大小便难，胸膈满闷，肢节疼痛，身体沉重，头目昏眩，唇肿胀，咽喉闭塞，肠中气急，皮肉不仁，暴生喘乏，偶作寒热，疮疽并起，悲喜时来，或自痿弱，或自高强，气不舒畅，血不流通，此脏之实也。诊其脉，举按俱盛者，实也。又，长、浮、数、疾、洪、紧、弦、大，俱曰实也。看在何经，而断其脏也。

头疼目赤，皮热骨寒，手足舒缓，血气壅塞，丹瘤更生，咽喉肿痛，轻按之痛，重按之快，食饮如故，曰腑实也。诊其脉，浮而实大者是也。皮肤搔痒，肌肉腹胀，食饮不化，大便滑而不止。诊其脉，轻手按之得滑，重手按之得平，此乃腑虚也。看在何经，而正其时也。

胸膈痞满，头目碎痛，饮食不下，脑项昏重，咽喉不利，涕唾稠粘。诊其脉，左右寸口沉、结、实、大者，上实也。颊赤心忪，举动颤栗，语声嘶嗄，唇焦口干，喘乏无力，面少颜色，颐颔肿满。诊其左右寸脉弱而微者，上虚也。

大小便难，饮食如故，腰脚沉重，脐腹疼痛，诊其左右手脉，尺中脉伏而涩者，下实也。大小便难，饮食进退，腰脚沉重，如坐水中，行步艰难，气上奔冲，梦寐危险。诊其左右尺中脉滑而涩者，下虚也。病人脉微、涩、短、小，俱属下虚也。

·上下不宁论第九·

脾病者上下不宁，何谓也？脾，上有心之母，下有肺之子。心者血也，属阴；肺者气也，属阳。脾病则上母不宁，母不宁，则为阴不足也，阴不足则发热。又，脾病则下子不宁，子不宁，则为阳不足也，阳不足则发寒。脾病则血气俱不宁，血气不宁，则寒热往来，无有休息，故脾如疟也。

谓脾者土也，心者火也，肺者金也。火生土，土生金，故曰上有心母，下有肺子，脾居其中，病则如斯耳。他脏上下，皆法于此也。

·脉要论第十·

脉者，乃气血之先也。气血盛则脉盛，气血衰则脉衰；气血热则脉数，气血寒则脉迟；气血微则脉弱，气血平则脉缓。又，长人脉长，短人脉短；赵写本起性急则脉急性急则脉急，性缓则脉缓。反此者逆，顺此者从也。

又，诸数为热，诸迟为寒，诸紧为痛，诸浮为风，诸滑为虚，诸伏为聚，诸长为实，诸短为虚。又，短、涩、沉、迟、伏，皆属阴；数、滑、长、浮、紧，皆属阳。阴得阴者从，阳得阳者顺，违之者逆。

阴阳消息，以经而处之。假令数在左手，得之浮者热入小肠，得之沉者热入于心。余皆仿此。

· 五色－作绝脉论第十一 ·

面青，无右关脉者，脾绝也；面赤，无右寸脉者，肺绝也；面白，无左关脉者，肝绝也；面黄，无左尺脉者，肾绝也；面黑，无左寸脉者，心绝也。五绝者死。

夫五绝当时即死，非其时则半岁死。然五色虽见，而五脉不见，即非病者矣。以下赵写本缺。

· 脉病外内证决论第十二 ·

病风人，脉紧、数、浮、沉①，有汗出不止，呼吸有声者死，不然则生。病气人，一身悉肿，四肢不收，喘无时，厥逆不湿②，脉候沉小者死，浮大者生。病劳人，脱肛，骨肉相失，声散，呕血，阳事不禁，梦寐交侵，呼吸不相从，昼凉夜热者死，吐脓血者亦死；其脉不数，有根蒂者，及颊不赤者生。病肠澼者，下脓血，病人脉急，皮热，食不入，腹胀目瞪者死；或一身厥冷，脉沉细而不生者亦死；食如故，脉沉浮有力而不绝者生。病热人，四肢厥，脉弱，不欲见人，食不入，利下不止者死；食入，四肢温，脉大，语狂，无睡者生。病寒人，狂言不寐，身冷，脉数，喘息，目直者死，脉有力而不喘者生。

---

① 紧：原作"肾"，据医统本、周本改。
② 湿：当为"温"之误。

阳病人，**此篇精神颠倒已上赵写本亦缺**精神颠倒，寐而不惺，言语失次，脉候浮沉有力者生；无力，及食不入胃，下利不定者死。久病人，脉大身瘦，食不充肠，言如不病，坐卧困顿者死；若饮食进退，脉小而有力，言语轻嘶，额无黑气，大便结涩者生。

大凡阳病阴证，阴病阳证，身瘦脉大，肥人脉衰，上下交变，阴阳颠倒，冷热相乘，皆属不吉。从者生，逆者死。治疗之法，宜深消息。

· 生死要论第十三 ·

凡不病而五行绝者死，不病而性变者死，不病而暴语妄者死，不病而暴不语者死，不病而暴喘促者死，不病而暴强厥—作中者死，不病而暴目盲者死，不病而暴耳聋者死，不病而暴痿缓者死，不病而暴肿满者死，不病而暴大小便结者死，不病而暴无脉者死，不病而暴昏冒如醉者死。此皆内气先尽—作绝故也。逆者即死，顺者二年，无有生者也。

· 病有灾怪论第十四 ·

病有灾怪，何谓也？病者应寒而反热，应热而反寒，应吐而不吐，应泻而不泻，应汗而不汗，应语而不语，应寐而不寐，应水而不水，皆属灾怪也。此乃五脏之气不相随从而致之矣。四逆者，不治。四逆者，谓主客运气俱不得时也。

·水法有六论第十五·

病起于六腑者，阳之系也。阳之发也，或上或下，或内或外，或畜在中。行之极也，有能歌笑者，有能悲泣者，有能奔走者，有能呻吟者，有自委曲者，有自高贤者，有寤而不寐者，有寐而不寤者，有能食而不便利者，有不能食而便自利者，有能言而声清者，有不能言而声昧者，状各不同，皆生六腑也。

喜其通者因以通之，喜其塞者因以塞之，喜其水者以水济之，喜其冰者以冰助之。病者之乐，慎勿违背①，亦不可强抑之也。如此从顺，则十生其十，百生其百，疾无不愈矣。

·火法有五论第十六·

病起于五脏者，皆阴之属也。其发也，或偏枯，或痿躄，或外寒而内热，或外热而内寒，或心腹膨胀，或手足拳挛，或口眼不正，或皮肤不仁，或行步艰难，或身体强硬，或吐泻不息，或疼痛不宁，或暴无语，或久无音，绵绵默默，状若死人。如斯之候，备出于阴。

阴之盛也，阳必不足；阳之盛也，阴必不盈。故前论云：阳不足则助之以火精，阴不足则济之以水母者是也。故喜其汗者汗之，喜其温者温之，喜其热者热之，喜其火者火之，喜其汤者汤之。温热汤火，亦在其宜，慎勿强之，如是则万全其万。

水火之法，真阴阳也。治救之道，当详明矣。

---

① 慎：原作"孝宗庙讳"，据周本改。下同。

·风中有五生死论第十七·

风中有五者，谓肝、心、脾、肺、肾也。五脏之中，其言生死，状各不同。

心风之状，一作候。汗自出，而好偃仰，卧不可转侧，言语狂妄。若唇正赤者生，宜于心俞灸之；若唇面或青，或黄，或白，或黑，其色不定，眼瞤动不休者，心绝也，不可救，过五六日即死耳。

肝风之状，青色围目连额上，但坐不得倨偻者，可治；若喘而目直视，唇面俱青者死。肝风宜于肝俞灸之。

脾风之状①，一身通黄，腹大而满，不嗜食，四肢不收持。若手足未青而面黄者可治，不然即死。脾风宜于脾俞灸之。

肾风之状，但踞坐，而腰脚重痛也。视其胁下，未生黄点者可治，不然即死矣。肾风宜灸肾俞穴也。

肺风之状，胸中气满，冒昧，汗出，鼻不闻香臭，喘而不得卧者，可治；若失血及妄语者，不可治，七八日死。肺风宜于肺俞灸之。

凡诊其脉，滑而散者风也。缓而大，浮而紧，一作虚。软而弱，皆属风也。

中风之病，鼻下赤黑相兼，吐沫而身直者，七日死也。又，中风之病，口噤筋急，脉迟者生，脉急而数者死。又，心脾俱中风，则舌强不能言也。肝肾俱中风，则手足不遂也。

风之厥，皆由于四时不从之气，故为病焉，有瘾疹者，有偏枯者，有失音者，有历节者，有颠厥者，有疼痛者，有聋瞽者，有疮癞者，有胀满者，有喘乏者，有赤白者，有青黑者，有瘙痒者，有狂妄者，皆起于风也。

其脉浮虚者，自虚而得之；实大者，自实而得之；弦紧者，汗出而得之；喘乏者，饮酒而得之；癫厥者，自劳而得之；手足不中者，言语蹇涩者，房中而得之；瘾疹者，自痹一作卑湿而得之；历节疼痛者，因醉犯房而

---

① 之，原无，据上下文例补。

得之；聋瞽疮癞者，自五味饮食冒犯禁忌而得之。千端万状，莫离于五脏六腑而生矣。所使之候，配以此耳。

·积聚癥瘕杂虫论第十八·

积聚癥瘕杂虫者，皆五脏六腑真气失而邪气并，遂乃生焉。

久之不除也，或积或聚，或癥或瘕，或变为虫，其状各异。有能害人者，有不能害人者，有为病缓者，有为病速者，有疼者，有痒者，有生头足者，有如杯块者，势类不同，盖因内外相感，真邪相犯，气血熏抟，交合而成也。

积者系于脏也，聚者系于腑也，癥者系于气也，瘕者系于血也，虫者乃血气食物相感而化也。

故积有五，聚有六，癥有十二，瘕有八，虫有九，其名各不同也。积有心、肝、脾、肺、肾也，聚有大肠、小肠、胆、胃、膀胱、三焦之六名也，癥有劳、气、冷、热、虚、实、风、湿、食、药、思、忧之十二名也，瘕有青、黄、燥、血、脂、狐、蛇、鳖之八名也，虫有伏、蛇、白、肉、肺、胃、赤、弱、蛲之九名也。

为病之说，出于诸论，治疗之法，皆具于后。

·劳伤论第十九·

劳者，劳于神气也；伤者，伤于形容也。

饥饱无度则伤脾，思虑过度则伤心，色欲过度则伤肾，起居过常则伤肝，喜怒悲愁过度则伤肺。

又，风寒暑湿则伤于外，饥饱劳役则败于内，昼感之则病荣，夜感之则病卫，荣卫经行，内外交运，而各从其昼夜也。

劳于一，一起为二，二传于三，三通于四，四干于五，五复犯一。一至于五，邪乃深藏，真气自失，使人肌肉消，神气弱，饮食减，行步艰难。及其如此，虽司命亦不能生也。

故《调神气论》曰：调神气、慎酒色、节起居、省思虑、薄滋味者，长生之大端也。

诊其脉，甚数，**一作数甚，余下仿此**。甚急，甚细，甚弱，甚微，甚涩，甚滑，甚短，甚长，甚浮，甚沉，甚紧，甚弦，甚洪，甚实，皆生于劳伤。

·传尸论第二十·

传尸者，非一门相染而成也。人之血气衰弱，脏腑虚羸，中于鬼气，因感其邪，遂成其疾也。

其候：或咳嗽不已，或胸膈妨闷，或肢体疼痛，或肌肤消瘦，或饮食不入，或吐利不定，或吐脓血，或嗜水浆，或好歌咏，或爱悲愁，或癫风**一作狂**发歇，或便溺艰难。

或因酒食而遇，或因风雨而来，或问病吊丧而得，或朝走暮游而逢，或因气聚，或因血行，或露卧于田野，或偶会于园林，钟此病死之气，染而为疾，故曰传尸也。治疗之方，备于篇末。

·论五脏六腑虚实寒热生死逆顺之法第二十一·

夫人有五脏六腑，虚实寒热、生死逆顺皆见于形证脉气。若非诊察，无由识也。

虚则补之，实则泻之，寒则温之，热则凉之，不虚不实，以经调之，此乃良医之大法也。其于脉证，具如篇末。

·论肝脏虚实寒热生死逆顺脉证之法第二十二·

肝者，与胆为表里，足厥阴、少阳是其经也。王于春，春乃万物之始生，其气嫩而软，虚而宽，故其脉弦。软不可发汗，弱则不可下。弦长曰平，反此曰病。

脉虚而弦，是谓太过，病在外。太过则令人善忘，忽忽眩冒。实而微，是谓不及，病在内。不及则令人胸痛，引两胁胀满。

大凡肝实则引两胁下痛，引小腹，令人**本无此五字**喜怒；虚则如人将捕之；其气逆，则头痛，耳聋，颊赤，**一作肿**。其脉沉之而急，浮之亦然。主胁肋**一作支**满，小便难，头痛，目眩。其脉急甚，恶言；微急，气在胸胁下。缓甚，呕逆；微缓，水痹。大急，内痈吐血；微大，筋痹。小甚，多饮；微大，**本作小**。消瘅；**本作痹**。滑甚，颓疝；微滑，遗溺。涩甚，流饮；微涩，疭挛变也。**本无此二字**。

又，肝之积气在胁，久不发为咳逆，或为痎疟也。虚则梦花草茸茸，实则梦山林茂盛。肝之病，旦喜，**一作慧**。晚甚，夜静。肝病，则头痛胁痛，**本无此二字**。目眩，肢满，囊缩，小便不通，**一作利**。十日死。又，身热，恶寒，四肢不举，其脉当弦长而急，反短而涩，乃金刻木也，十死不治。

又，肝中寒，则两臂痛不能举，舌本燥，多太息，胸中痛，不能转侧，其脉左关上迟而涩者是也。

肝中热，则喘满而多怒，目疼，腹胀满，不嗜食，所作不定，睡中惊悸，眼赤视不明，其脉左关阴实者是也。

肝虚冷，则胁下坚痛，目盲臂痛，发寒热如疟状，不欲食，妇人则月水不来而气急，其脉左关上沉而弱者是也。

·论胆虚实寒热生死逆顺脉证之法第二十三·

胆者，中正之腑也，号曰将军，决断出焉，言能喜怒刚柔也。与肝为表里，足少阳是其经也。

虚则伤寒，寒则恐畏，头眩不能独卧；实则伤热，热则惊悸，精神不守，卧起不宁。

又，玄水发，则其根在于胆，先从头面起，肿至足也。

又，肝咳久不已，则传邪入于胆，呕清苦汁也。

又，胆病则喜太息，口苦，呕清汁，一作宿汁。心中澹澹恐，如人将捕之，咽中介介然数唾。

又，胆胀，则舌一作胁下痛，口苦，太息也。邪气客于胆，则梦斗讼。其脉诊在左手关上浮而得之者，是其部也。

胆实热，则精神不守。又，胆热则多睡，胆冷则无眠。

又，左关上脉，阳微者胆虚也，阳数者胆实也，阳虚者胆绝也。

·论心脏虚实寒热生死逆顺脉证之法第二十四·

心者，五脏之尊号，帝王之称也。与小肠为表里，神之所舍。又主于血，属于火，王于夏，手少阴是其经也。

凡夏脉钩，来盛去衰，故曰钩。反此者病。来盛去亦盛，此为太过，病在外；来衰去盛，此为不及，病在内。太过则令人身热而骨痛，口疮，舌焦，引水；不及则令人烦躁，一作心。上为咳唾，下为气泄。其脉来累累如连珠，如循琅玕，曰平。脉来累累一本无此四字，却作喘喘连属，其中微曲，曰病。来前曲后倨，如操带钩，曰死。

又，思虑过多，则怵惕，怵惕伤心，心伤则神失，神失则恐惧。

又，真心痛，手足寒，过节五寸，则旦得夕死，夕得旦死。

又，心有水气则痹，气滞，身肿，不得卧，烦而躁，其阴肿也。

又，心中风，则翕翕—作吸发热，不能行立，心中饥而不能食，食则吐呕。

夏，心王，左手寸口脉洪浮大而散曰平，反此则病。若沉而滑者，水来克火，十死不治；弦而长者，木来归子，其病自愈；缓而大者，土来入火，为微邪相干，无所害。

又，心病则胸中痛，四—作胁肢满胀，肩背臂膊皆痛。虚则多惊悸，惕惕然无眠，胸腹及腰背引痛，喜—作善悲，时眩仆。心积气，久不去，则苦忧烦，心中痛。实则喜笑不息，梦火发。心气盛，则梦喜笑及恐畏。邪气客于心，则梦山丘烟火。心胀，则心烦短气，夜卧不宁。心腹痛，懊㤂，肿，气来往上下行，痛有时休作，心腹中热，喜水，涎出，是蛄蛟**蛟恐是蚘字，蛟恐是咬字**心也。心病则日中慧，夜半甚，平旦静。

又，左手寸口脉大甚，则手内热赤；—作服。肿太甚，则胸中满而烦，澹澹面赤目黄也。又，心病，则先心痛，而咳不止，关膈—作格不通，身重不已，三日死。心虚则畏人，瞑目欲眠，精神不倚，魂魄妄乱。

心脉沉小而紧，浮主气喘。若心下气坚实不下，喜咽干，手热，烦满，多忘，太息，此得之思忧太过也。其脉急甚，则发狂笑，微缓则吐血；大甚则喉闭，—作痹。微大则心痛引背，善泪出；小甚则哕，微小则笑消瘅，—作痹。滑甚则为渴，微滑则心疝引脐，腹—作肠鸣；涩甚则暗不能言，微涩则血溢，手足厥，耳鸣，癫疾。

又，心脉搏坚而长，主舌强不能语；—作言。软而散，当慑怯不食也。又，急甚则心疝，脐下有病形，烦闷少气，大热上煎。

又，心病，狂言，汗出如珠，身厥冷，其脉当浮而大，反沉濡而滑甚，色当赤，今反黑者，水克火，十死不治。

又，心之积，沉之而空空然，时上下往来无常处，病胸满悸，腰腹中热，颊—作面赤咽干，心烦，掌中热，甚则呕血，夏差，**本作春差**。冬甚，宜急疗之，止于旬日也。

又，赤黑色入口必死也，面黄目赤者亦—作不死，赤如衃血亦死。

又，忧恚思虑太过，心气内索，其色反和而盛者，不出十日死。扁鹊曰：心绝则一日死，色见凶多，而人虽健敏，名为行尸。一岁之中，祸必至矣。

又，其人语声前宽而后急，后声不接前声，其声浊恶，其口不正，冒昧喜笑，此风入心也。

又，心伤则心坏，为水所乘，身体手足不遂，骨节解，舒缓不自由，下利无休息，此疾急宜治之，不过十日而亡也。

又，笑不待呻而复忧，此水乘火也。阴系于阳，阴起阳伏，伏则生热，热则生狂，冒昧妄乱，言语错误，不可采问，**一作闻**。心已损矣。扁鹊曰：其人唇口赤，即可治，青黑即死。

又，心疟，则先烦**一作颠**而后渴，翕翕发热也，其脉浮紧而大者是也。心气实，则小便不利，腹满，身热而重，温温欲吐，吐而不出，喘息急，不安卧，其脉左寸口与人迎皆实大者是也。心虚则恐惧多惊，忧思不乐，胸腹中苦痛，言语战栗，恶寒，恍惚，面赤目黄，喜衄血。诊其脉，左右寸口两虚而微者是也。

·论小肠虚实寒热生死逆顺脉证之法第二十五·

小肠者，受盛之腑也，与心为表里，手太阳是其经也。

心与**一本无此二字**小肠绝者，六日死。绝则发直如麻，汗出不已，不得屈伸者是也。

又，心咳**本作病久不已**，**本无此二字**。则传小肠，小肠咳，则气咳俱出也。

小肠实则伤热，热则口生疮。虚则生寒，寒则泄浓血，或泄黑水，其根在小肠也。

又，小肠寒则下肿重，有热，久不出，则渐生痔疾。有积，则当暮发热，明旦而止也。病气，发则令人腰下重，食则窘迫而便难，是其候也。

小肠胀，则小腹䐜胀，引腹而痛也。

厥邪入小肠，则梦聚井邑中，或咽痛颔肿，不可回首，肩如杖，**一作拔**。脚如折也。

又，黄帝曰：心者主也，神之舍也，其脏周密而不伤。伤神去，神去则身亡矣。故人心多不病，病即死，不可治也。惟小肠受病多矣。

又，左手寸口阳绝者，无小肠脉也，六日死。病脐痹，小腹中有疝瘕也。左手寸口脉实大者，小肠实也。有热邪则小便赤涩。

又，实热，则口生疮，身热去来，心中烦满，体重。

又，小肠主于舌之官也，和则能言，而机关利健，善别其味也。虚则左寸口脉浮而微软弱，不禁按，病为惊狂无所守，下空空然，不能语者是也。

·论脾脏虚实寒热生死逆顺脉证之法第二十六·

脾者，土也，谏议之官，主意与智，消磨五谷，寄在其中，养于四旁，王于四季，正王长夏，与胃为表里，足太阴是其经也。

扁鹊曰：脾病，则面色萎黄。实则舌强直，不嗜食，呕逆，四肢缓；虚则精不胜，元气乏，失溺不能自持。其脉来似水之流，曰太过，病在外；其脉来如鸟之距，曰不及，病在内。太过则令人四肢沉重，语言蹇涩；不及，令人中满不食，乏力，手足缓弱不遂，涎引口中，一作出。四肢肿胀，溏泻一作泄不时，梦中饮食。脾脉来而和柔，去似鸡距践地，曰平；脉来实而满，稍数，如鸡举足，曰病；又如乌一作雀之啄，如鸟之距，如屋之漏，曰死。

中风则翕翕发热，状若醉人，腹中烦满，皮肉𥆧𥆧，短气者是也。王时，其脉阿阿然缓曰平；反弦急者，肝来克脾，真鬼相遇，大凶之兆；反微涩而短者，肺来乘脾，不治而自愈；反沉而滑者，肾来从脾，亦为不妨；反浮而洪，心来生脾，不为疾耳。脾病，面黄，体重，失便，目直视，唇反张，手足爪甲青，四肢逆，吐食，百节疼痛不能举，其脉当浮大而缓，今反弦急，其色当黄而反青，此十死不治也。

又，脾病，其色黄，饮食不消，心腹胀满，身体重，肢节痛，大便硬，小便不利，其脉微缓而长者，可治。脾气虚，则大便滑，小便利，汗出不止，五液注下为五色。注，利下也。**此四字疑是注文。**

又，积在中久不愈①，则四肢不收，黄疸，饮食不为肌肤，气满胀而喘不定也。

又，脾实，则时梦筑垣墙盖屋，脾盛则梦歌乐，虚则梦饮食不足。厥邪

---

① 在中：原作"□□"，据宽保本补。

客于脾，则梦大泽丘陵，风雨坏屋。脾胀则善哕，四肢急，体重，不食善噫。

脾病，则日昳慧，平旦甚，日中持，下晡静。

脉急甚则瘈疭，微急则胸膈中不利，食入而还出。脉缓盛则痿厥，微缓则风痿，四肢不收。大甚则击仆，微大则痹，疝气，里大脓血在胃肠之外。小甚则寒热作，微小则消瘅。滑甚则颓疝，微滑则虫毒，肠鸣，中热。涩甚则肠癫，微涩则内溃，下脓血。

脾脉之至也，大而虚则有积气在腹中，有厥气，名曰厥疝。女子同法。得之四肢汗出，当风也。

脾绝则十日死。又，脐出一作凸者亦死。唇焦枯，无纹理，而青黑者，脾先绝也。

脾病，面黄目赤者，可治。青黑色入口，则半岁死，色如枳实者——作半月死。吉凶休否，一作咎。皆见其色出于部分也。

又，口噤唇黑，四肢重如山不能自收持，大小便利无休歇，食饮不入，七日死。

又，唇虽痿黄，语声啭啭者，可治。脾病，疝气久不去，腹中痛鸣，徐徐热汗出，其人本意宽缓，今忽反常而嗔怒，正言而鼻笑，不能答人者，此不过一月，祸必至矣。

又，脾中寒热，则皆使人腹中痛，不下食。

又，脾病，则舌强语涩，转筋，卵缩，牵阴股，引髀痛，身重，不思食，鼓胀，变则水泄不能卧者，死不治也。

脾正热，则面黄目赤，季胁痛满也；寒则吐涎沫而不食，四肢痛，滑泄不已，手足厥，甚则颤栗如疟也。

临病之时，要在明证详脉，然后投汤丸，求其痊损耳。

·论胃虚实寒热生死逆顺脉证之法第二十七·

胃者，腑也，又名水谷之海，与脾为表里。胃者，人之根本也。胃气壮，则五脏六腑皆壮，足阳明是其经也。

胃气绝，则五日死。实则中胀，便难，肢节疼痛，不下食，呕吐不已；虚则肠鸣，胀满，引水，滑泄；寒则腹中痛，不能食冷物；热则面赤如醉人，四肢不收持，不得安卧，语狂，目乱，便硬者是也。病甚则腹胁胀满，吐逆不入食，当心痛，上下不通，恶闻食臭，嫌人语，振寒，喜伸欠。胃中热则唇黑，热甚则登高而歌，弃衣而走，颠狂不定，汗出额上，衄衊不止。虚极则四肢肿满，胸中短气，谷不化，中消也。胃中风，则溏泄不已。胃不足，则多饥不消食。病人鼻下平，则胃中病，渴者不可治。**一本无上十三字，作微燥而渴者可治。**

胃脉，搏坚而长，其色黄赤者，当病折腰；**一作髀。**其脉软而散者，病食痹。右关上脉浮而大者①，虚也；浮而短涩者，实也；浮而微滑者，亦实也②；浮而迟者，寒也；浮而数者，实也。虚实寒热生死之法，察而端谨，则成神妙也。

·论肺脏虚实寒热生死逆顺脉证之法第二十八·

肺者，魄之舍，生气之源，号为上将军，乃五脏之华盖也。外养皮毛，内荣肠胃，与大肠为表里，手太阴是其经也。

肺气通于鼻，和则能知香臭矣。有寒则善咳，**本作有病则喜咳。**实则鼻流清涕。凡虚实寒热，则皆使人喘嗽。实则梦刀兵恐惧，肩息，胸中满；虚则寒生，**一作热。**咳**一作喘息**，利下，少气力，多悲感。

王于秋，其脉浮而毛，曰平。又，浮而短涩者，肺脉也。其脉来毛而中央坚，两头**一作傍虚**，曰太过，病在外；其脉来毛而微，曰不及，病在内。太过，则令人气逆，胸满，背痛；不及，则令人喘呼而咳，**一作嗽。**上气，见血，下闻病音。

又，肺脉，厌厌聂聂如落榆荚，曰平；来不上不下，如循鸡羽，曰病；来如物之浮，如风吹鸟背上毛者，死。真肺脉至，大而虚。又，如以毛羽中

---

① 右：原作"左"，据周本改。
② 实：原作"虚"，据周本改。

60

人皮肤，其色赤，其毛折者死。

又，微毛曰平，毛多曰病，毛而弦者曰春病，弦甚曰即病①。

又，肺病，吐衄血，皮热，脉数，颊赤者，死也。

又，久咳而见血，身热而短气，脉当涩，今反浮大，色当白，今反赤者，火克金，十死不治也。肺病，喘咳，身但寒无热，脉迟微者，可治。

秋王于肺②，其脉当浮涩而短，曰平，而反洪大而长，是火刑金，亦不可治。又，得软而滑者，肾来乘肺，不治自愈。反浮大而缓者，是脾来生肺，不治而差。反弦而长者，是肺被肝从，为微邪，虽病不妨。

虚则不能息，耳重，嗌干，喘咳上气，胸背痛。有积，则胁下胀满。

中风，则口燥而喘，身运而重，汗出而冒闷。其脉按之虚弱如葱叶，下无根者，死。中热，则唾血，其脉细、紧、浮、数、芤、滑，皆失血病。此由燥扰嗔怒劳伤得之，气壅结所为也。肺胀则其人喘咳，而目如脱，其脉浮大者是也。

又，肺痿，则吐涎沫而咽干，欲饮者，为愈；不饮，则未差。

又，咳而遗溺者，上虚不能制下也。其脉沉浊者病在内，浮清者病在外。

肺死，则鼻孔开而黑枯，喘而目直视也。

又，肺绝，则十二日死，其状足满，泻痢不觉出也，面白目青，此谓乱经。此虽天命，亦不可治。

又，饮酒当风，中于肺，则咳嗽喘闷。见血者不可治，无血者可治，面黄目白者可治，肺病颊赤者死。

又，言音喘急，短气好唾，—作睡。此为真鬼相害，十死十，百死百，大逆之兆也。

又，阳气上而不降，燔于肺，肺自结邪，胀满，喘急，狂言，瞑目，非常所说，而口鼻张，大小便头俱胀，饮水无度，此因热伤于肺，肺化为血，不可治，则半岁死。

又，肺疟，使人心寒，寒甚则发热，寒热往来，休作不定，多惊，咳喘，如有所见者是也。其脉浮而紧，又滑而数，又迟涩而小，皆为肺疟之脉也。

---

① 弦：原作"眩"，据医统本、周本、宽保本改。
② 秋王于肺：当作"肺王于秋"。

又，其人素声清而雄者，暴不响亮，而拖气用力，言语难出，视不转睛，虽未为病，其人不久。

又，肺病，实则上气喘急，咳嗽，身热，脉大也；虚则力乏，喘促，右胁胀，语言气短—作促者是也。

又，乍寒乍热，鼻塞，颐赤，面白，皆肺病之候也。

·论大肠虚实寒热生死逆顺脉证之法第二十九·

大肠者，肺之腑也，为传送之司，号监仓之官。肺病久不已，则传入大肠，手阳明是其经也。

寒则泄，热则结，绝则泄利无度，利绝而死也。热极则便血。又，风中大肠则下血。又，实热则胀满，而大便不通，虚寒则滑泄不定。

大肠乍虚乍实，乍来乍去。寒则溏泄，热则垢重，有积物则寒栗而发热，有如疟状也。

积冷不去，则当脐而痛，不能久立，痛已则泄白物是也。

虚则喜满，喘咳而喉咽中如核妨矣。

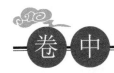

·论肾脏虚实寒热生死逆顺脉证之法第三十·

肾者，精神之舍，性命之根，外通于耳，男以闭—作库精，女以包血，与膀胱为表里，足少阴太阳是其经也。肾气绝，则不尽其天命而死也。

王于冬，其脉沉濡曰平，反此者病。其脉弹石，名曰太过，病在外；其去如数者，为不及，病在内。太过，则令人解㑊，脊脉痛而少气；**本作令人体瘠而少气不欲言**。不及，则令人心悬如饥，胁中清①，脊中痛，少肠腹满，小便滑，**本云心如悬，少腹痛，小便滑**。变赤黄色也。

又，肾脉来，喘喘累累如钩，按之而坚，曰平。又，来如引葛，按之益坚，曰病。来如转索，辟辟如弹石，曰死。又，肾脉但石，无胃气，亦死。

肾有水，则腹大，脐肿，腰重痛，不得溺，阴下湿如牛鼻头汗出，是为逆寒，大便难，其面反瘦也。

肾病，手足逆冷，面赤目黄，小便不禁，骨节烦痛，小腹结痛，气上冲心，脉当沉细而滑，今反浮大而缓，其色当黑，其今反者，是土来克水，为大逆，十死不治也。

又，肾病，面色黑，其气虚弱，翕翕少气，两耳若聋，精自出，饮食少，小便清，膝下冷。其脉沉滑而迟，为可治。

又，冬脉沉濡而滑曰平，反浮涩而短，肺来乘肾，虽病易治；反弦细而

---

① 胁：原作"眇"，据周本改。

长者，肝来乘肾，不治自愈；反浮大而洪，心来乘肾，不为害。

肾病，腹大胫肿，喘咳，身重，寝汗出，憎风；虚则胸中痛，大腹小腹痛，清厥，意不乐也。

阴邪入肾，则骨痛，腰上引项脊背疼[①]，此皆举重用力，及遇房汗出，当风浴水，或久立则伤肾也。

又，其脉急甚，则肾痿瘕疾；微急则沉厥，奔豚，足不收。缓甚则折脊；微缓则洞泄，食不化，入咽还出。大甚则阴痿；微大则石水起脐下至小腹，其肿埵埵然而上至胃脘者[②]，死不治。小甚则洞泄，微小则消瘅。滑甚则癃癫；微滑则骨痿，坐弗能起，目视见花。涩甚则大痈塞；微涩则不月，疾痔。

又，其脉之至也，上坚而大，有脓气在阴中及腹内，名曰肾痹，得之因浴冷水而卧。脉来沉而大坚，浮而紧，苦手足骨肿，厥，阴痿不起，腰背疼，小腹肿，心下水气，时胀满而洞泄，此皆浴水中，身未干而合房得之也。

虚则梦舟溺，人得其时，梦伏水中，若有所畏。盛实则梦腰脊离解不相属。厥邪客于肾，则梦临深投水中。

肾胀，则腹痛满引背怏怏然，腰髀痛。

肾病，夜半患，四季甚，下晡静。

肾生病，则口热舌干，咽肿，上气，嗌干，及心烦而痛，黄疸，肠澼，痿厥，腰脊背急痛，嗜卧，足下热而痛，胕酸。病久不已，则腿筋痛，小便闭，而两胁胀，支满，目盲者死。

肾之积，苦腰脊相引而疼，饥见饱减，此肾中寒结在脐下也。诸积大法，其脉来细软而附骨者是也。

又，面黑目白，肾已内伤，八日死。又，阴缩，小便不出，出而不快者，亦死。又，其色青黄，连耳左右，其人年三十许，百日死；若偏在一边，一月死。

实则烦闷，脐下重；热则口舌干焦，而小便涩黄；寒则阴中与腰脊俱疼，面黑耳干，哕而不食，或呕血者是也。

又，喉中鸣，坐而喘咳，唾血出，亦为肾虚寒，气欲绝也。

---

① 脊：原作"瘠"，据医统本、周本改。
② 脘：原作"腕"，据医统本、周本改。

寒热虚实既明，详细调救，即十可十全之道也。

·论膀胱虚实寒热生死逆顺脉证之法第三十一·

膀胱者，津液之腑，与肾为表里，号曰水曹掾，又名玉海，足太阳是其经也。总通于五腑，所以五腑有疾，即应膀胱，膀胱有疾，即应胞囊也。

伤热，则小便不利，热入膀胱，则其气急，而苦小便黄涩也。膀胱寒，则小便数而清也。

又，石水发，则其根在膀胱，四肢瘦小，其腹胀大者是也。

又，膀胱咳久不已，则传入三焦，肠满而不欲饮食也。然上焦主心肺之病，人有热则食不入胃，寒则精神不守，泄利不止，语声不出也。实则上绝于心，气不行也；虚则引起气之于肺也。其三焦之气和，则五脏六腑皆和，逆则皆逆。膀胱中有厥阴气，则梦行不快；满胀，则小便不下，脐下重闷，或肩痛也。

绝则三日死，死时鸡鸣也。其三焦之论，备云于后。

·论三焦虚实寒热生死逆顺脉证之法第三十二·

三焦者，人之三元之气也，号曰中清之腑，总领五脏六腑、荣卫经络、内外左右上下之气也。三焦通，则内外左右上下皆通也。其于周身灌体，和内调外，荣左养右，导上宣下，莫大于此者也。

又名玉海、水道。上则曰三管，中则名霍乱，下则曰走哺。名虽三而归一，有其名而无形者也，亦号曰孤独之腑。而卫出于上，荣出于中。上者，络脉之系也；中者，经脉之系也；下者，水道之系也，亦又属膀胱之宗始。主通阴阳，调虚实。呼吸有病，则苦腹胀气满，小腹坚，溺而不得，便而窘迫也。溢则作水，留则为胀。足太阳是其经也。

又，上焦实热，则额汗出而身无汗，能食而气不利，舌干、口焦、咽闭之类，腹胀，时时胁肋痛也。寒则不入食，吐酸水，胸背引痛，嗌干，津不纳也。实则食已还出，膨膨然不乐；虚则不能制下，遗便溺而头面肿也。

中焦实热，则上下不通，腹胀而喘咳，下气不上，上气不下，关格而不通也；寒则下痢不止，食饮不消而中满也；虚则肠鸣鼓胀也。

下焦实热，则小便不通而大便难，苦重痛也；虚寒则大小便泄下而不止。

三焦之气，和则内外和，逆则内外逆。故云：三焦者，人之三元之气也。宜修养矣。

·论痹第三十三·

痹者，风寒暑湿之气中于人脏腑之为也。入腑则病浅易治，入脏则病深难治。而有风痹，有寒痹，有湿痹，有热痹，有气痹，而又有筋、骨、血、肉、气之五痹也。大凡风寒暑湿之邪，入于肝则名筋痹，入于肾则名骨痹，入于心则名血痹，入于脾则名肉痹，入于肺则名气痹。感病则同，其治乃异。

痹者，闭也。五脏六腑，感于邪气，乱于真气，闭而不仁，故曰痹。病或痛，或痒，或淋，或急，或缓，而不能收持，或拳而不能舒张，或行立艰难，或言语蹇涩，或半身不遂，或四肢拳缩，或口眼偏邪，或手足欹侧，或能行步而不能言语，或能言语而不能行步①，或左偏枯，或右壅滞，或上不通于下，或下不通于上，或大腑闭塞，一作小便秘涩。或左右手疼痛，或得疾而即死，或感邪而未亡，或喘满而不寐，或昏冒而不醒，种种诸症，皆出于痹也。

痹者，风寒暑湿之气中于人，则使之然也。其于脉候形证治疗之法，亦各不同焉。

---

① 而：原作"或"，据医统本、周本改。

· 论气痹第三十四 ·

气痹者，愁忧思喜怒过多，则气结于上，久而不消则伤肺，肺伤则生气渐衰，则邪气愈胜。

留于上，则胸腹痹而不能食，注于下，则腰脚重而不能行；攻于左，则左不遂，冲于右，则右不仁；贯于舌，则不能言；遗于肠中，则不能溺，壅而不散则痛，流而不聚则麻。真经既损，难以医治。邪气不胜，易为痊愈。其脉，右手寸口沉而迟涩者是也。宜节忧思以养气，慎—作绝喜怒以全真，此最为良法也。

· 论血痹第三十五 ·

血痹者，饮酒过多，怀热太盛，或寒折于经络，或湿犯于荣卫，因而血搏，遂成其咎，故使人血不能荣于外，气不能养于内，内外已失，渐渐消削。

左先枯则右不能举，右先枯则左不能伸，上先枯则上不能制于下，下先枯则下不能克于上，中先枯则不能通疏。百证千状，皆失血也。其脉，左手寸口脉结而不流利，或如断绝者是也。

·论肉痹第三十六·

肉痹者，饮食不节，膏粱肥美之所为也。脾者，肉之本，脾气已失，则肉不荣，肉不荣则肌肤不滑泽，肌肉不滑泽，则腠理疏，则风寒暑湿之邪易为入，故久不治则为肉痹也。

肉痹之状，其先能食而不能充悦，四肢缓而不收持者是也。其右关脉举按皆无力，而往来涩者是也。宜节饮食以调其脏，常起居以安其脾，然后依经补泻，以求其愈尔。

·论筋痹第三十七·

筋痹者，由怒叫无时，行步奔急，淫邪伤肝，肝失其气，因而寒热所客，久而不去，流入筋会，则使人筋急而不能行步舒缓也，故曰筋痹。

宜活血以补肝，温气以养肾，然后服饵汤丸。治得其宜，即疾瘳已，不然，则害人矣。其脉，左关中弦急而数，浮沉有力者是也。

·论骨痹第三十八·

骨痹者，乃嗜欲不节，伤于肾也。肾气内消，则不能关禁；不能关禁，则中上俱乱；中上俱乱，则三焦之气痞而不通；三焦痞，而饮食不糟粕；饮食不糟粕，则精气日衰；精气日衰，则邪气妄入；邪气妄入，则上冲心舌；上冲心舌，则为不语；中犯脾胃，则为不充；下流腰膝，则为不遂；傍攻四肢，则为不仁。寒在中则脉迟，热在中则脉数，风在中则脉浮，湿在中则脉濡，虚在中则脉滑。其证不一，要在详明。治疗法列于后章。

·论治中风偏枯之法第三十九·

人病中风偏枯，其脉数，而面干黑黧，手足不遂，语言塞涩。治之奈何？在上则吐之，在中则泻之，在下则补之，在外则发之，在内则温之、按之、熨之也。

吐，谓出其涎也；泻，谓通其塞也；补，谓益其不足也；发，谓发其汗也；温，谓驱其湿也；按，谓散其气也；熨，谓助其阳也。治之各合其宜，安可一揆，在求其本。脉浮则发之，脉滑则吐之，脉伏而涩则泻之，脉紧则温之，脉迟则熨之，脉闭则按之。要察其可否，故不可一揆而治者也。

·论五丁状候第四十·

五丁者，皆由喜怒忧思，冲寒冒热，恣饮醇酒，多嗜甘肥，毒鱼酢酱，色欲过度之所为也。畜其毒邪，浸渍脏腑，久不摅散，始变为丁。

其名有五：一曰白丁，二曰赤丁，三曰黄丁，四曰黑丁，五曰青丁。

白丁者，起于右鼻下，初起如粟米，根赤头白，或顽麻，或痛痒，使人憎寒头重，状若伤寒，不欲食，胸膈满闷。喘促昏冒者死，未者可治。此疾不过五日，祸必至矣，宜急治之。

赤丁在舌下，根头俱赤，发痛，舌本硬不能言，多惊，烦闷，恍惚多渴，引一作饮水不休，小便不通。发狂者死，未者可治。此疾不过七日，祸必至也，不可治矣。大人小儿皆能患也。

黄丁者，起于唇齿龈边，其色黄，中有黄水，发则令人多一作能食而还一作复出，手足麻木，涎出不止，腹胀而烦。多睡不寐者死，未者可治。

黑丁者，起于耳前，状如瘢痕，其色黑，长减不定，使人牙关急，腰脊脚膝不仁，不然即痛。亦不出三岁，祸必至矣，不可治也。此由肾气渐绝故也。宜慎欲事。

青丁者，起于目下，始如瘤瘢，其色青，硬如石，使人目昏昏然无所见，多恐，悸惕，睡不安宁，久不已，则令人目盲或脱精。有此则不出一年，祸必至矣。

白丁者，其根在肺；赤丁者，其根在心；黄丁者，其根在脾；黑丁者，其根在肾；青丁者，其根在肝。五丁之候，**一作疾**。最为巨疾，**一作病**。不可不察也。治疗之法，一一如左。**陆本有方八道在此后，印本无之，今附下卷之末。**

·论痈疽疮肿第四十一·

夫痈疽疮肿之所作也，皆五脏六腑畜毒不流则生**本作皆有矣**，非独因荣卫壅塞而发者也。

其行也有处，其主也有归。假令发于喉舌者，心之毒也；发于皮毛者，肺之毒也①；发于肌肉者，脾之毒也；发于骨髓者，肾之毒也。**阙肝毒**。发于下者，阴中之毒也；发于上者，阳中之毒也；发于外者，六腑之毒也；发于内者，五脏之毒也。

故内曰坏，外曰溃，上曰从，下曰逆。发于上者得之速，发于下者得之缓。感于六腑则易治，感于五脏则难瘳也。

又，近骨者多冷，近虚者多热。近骨者，久不愈则化血成蛊；近虚者，久不愈则传气成漏。成蛊，则多痒而少痛，或先痒后痛；成漏，则多痛而少痒，或不痛，或不痒。内虚外实者，多痒而少痛；外虚内实者，多痛而少痒。血不止者则多死，脓疾溃者则多生。或吐逆无度，饮食不时，皆痈疽之使然也。

种候万一，**一作多**。端要凭详。治疗之法，列在后篇。

---

① 肺之毒也：原无，据医统本、周本补。

· 论脚弱状候不同第四十二 ·

人之病脚气，与气脚之为异，何也？谓人之喜怒忧思、寒热邪毒之气，自内而注入于脚，则名气脚也；风寒暑湿邪毒之气，从外而入于脚膝，渐传于内，则名脚气也。然内外皆以邪夺正，故使人病形颇相类例。其于治疗，亦有上下先后也，故分别其目。若一揆而不察其由，则无理致其瘳也。

夫喜怒忧思、寒热邪毒之气，流入肢节，或注于脚膝，其状类诸风、历节、偏枯、痛肿之证，但入于脚膝，则谓之气脚也。若从外而入于足，从足而入脏者，乃谓之脚气也。气脚者，先治内而次治外；脚气者，先治外而次治内。实者利之，虚者益之。

又，人之病脚气多者何也？谓人之心、肺二经，起于手，脾、肾、肝三经，起于足。手则清邪中之，足则浊邪中之。人身之苦者手足耳，而足则最重艰苦，故风寒暑湿之气，多中于足，以此脚气之病多也。然而得之病者，从渐而生疾，但始萌而不悟，悟亦不晓，医家不为脚气，将为别疾，治疗不明，因循至大，身居危地。本从微起，浸成巨候，流入脏腑，伤于四肢、头项、腹背也。而疾未甚，终不能知觉。特因他而作，或如伤寒，或如中暑，或腹背疼痛，或肢节不仁，或语言错乱，或精神昏昧，或时喘乏，或暴盲聋，或饮食不入，或脏腑不通，或挛急不遂，或舒缓不收，或口眼牵搐，或手足颤掉。种种多状，莫有达者。故使愚俗束手受病，死无告陈，仁者见之，岂不伤哉！今述始末，略示后学，请深消息。

至如醉入房中，饱眠露下，当风取凉，对月贪欢，沐浴未干而熟睡，房室才罢而冲轩，久立于低湿，久伫于水涯，冒雨而行，渍寒而寝，劳伤汗出，食饮悲生，犯诸禁忌，因成疾矣。其于不正之气，中于上则害于头目，害于中则盅于心腹，形于下则灾于腰脚，及于旁则妨于肢节。千状万证，皆属于气脚，但起于脚膝，乃谓脚气也。

形候脉证，亦在详明。其脉浮而弦者，起于风；濡而弱者，起于湿；洪而数者，起于热；迟而涩者，起于寒；滑而微者，起于虚；牢而坚者，起于实。在于上则由于上，在于下则由于下，在于中则生于中。结而因气，散则因忧，紧则因怒，细则因悲。

风者汗之而愈，湿者温之而愈，热者解之而愈，寒者熨之而愈。虚者补之，实者泻之；气者流之，忧者宽之；怒者悦之，悲者和之。能通此者，乃谓之良医。

又，脚气之病，传于心肾，则十死不治。入心，则恍惚忘谬，呕吐，食不入，眠不安宁，口眼不定，左手寸口手脉乍大乍小①、乍有乍无者是也。入肾，则腰脚俱肿，小便不通，呻吟不绝，目额皆见黑色，气时上冲胸腹而喘，其左手尺中脉绝者是也。切宜详审矣。

·论水肿脉证生死候第四十三·

人中百病，难疗者莫过于水也。水者，肾之制也；肾者，人之本也。肾气壮则水还于海，肾气虚则水散于皮。又，三焦壅塞，荣卫闭格，血气不从，虚实交变，水随气流，故为水病。有肿于头目者，有肿于腰脚者，有肿于四肢者，有肿于双目者。有因嗽而发者，有因劳而生者，有因凝滞而起者，有因虚乏而成者，有因五脏而出者，有因六腑而来者。类目多种，而状各不同。所以难治者，由此百状，人难晓达，纵晓其端，则又苦人以娇恣不循理法，触冒禁忌，弗能备矣。故人中水疾死者多矣。

水有十名，具于篇末：一曰青水，二曰赤水，三曰黄水，四曰白水，五曰黑水，六曰玄水，七曰风水，八曰石水，九曰里水，十曰气水。

青水者，其根起于肝，其状先从面肿，而渐行一身也。赤水者，其根起于心，其状先从胸肿起也。黄水者，其根起于脾，其状先从腹肿也。白水者，其根起于肺，其状先从脚肿而上气喘嗽也。黑水者，其根起于肾，其状先从足跗肿。玄水者，其根起于胆，其状先从头面起，肿而至足者是也。风水者，其根起于胃，其状先从四肢起，腹满大而通身肿也。石水者，其根在膀胱，其状起脐下而腹独大是也。里水者，其根在小肠，其状先从小腹胀而不肿，渐渐而肿也。**又注云：一作小腹胀而暴肿也。**气水者，其根在大肠，其状

---

① 寸口手脉："手"字疑衍，周本作"上"。

乍来乍去、乍盛乍衰者是也。此良由上下不通，关窍不利，气血痞格，阴阳不调，而致之也。其脉洪大者可治，微细者不可治也。

又，消渴之疾久不愈，令人患水气，其水临时发散，归于五脏六腑，则生为病也。消渴者，因冒风冲热，饥饱失节，饮酒过量，嗜欲伤频，或饵金石，久而积成，使之然也。

·论诸淋及小便不利第四十四·

诸淋与小便不利者，皆由五脏不通，六腑不和，三焦痞涩，荣卫耗失，冒热饮酒，过醉入房，竭散精神，劳伤气血，或因女色兴而败精不出，或因迷宠不已而真髓多输，或惊惶不次，或思虑未宁，或饥饱过时，或奔驰才定，或隐忍大小便，或发泄久兴，或寒入膀胱，或暑中胞囊。伤兹不慎，致起斯疾。状候变异，名亦不同，则有冷、热、气、劳、膏、砂、虚、实之八种耳。

冷淋者，小便数，色白如泔也。热淋者，小便涩而色赤如血也。气淋者，脐腹满闷，小便不通利而痛也。劳淋者，小便淋沥不绝，如水之滴漏而不断绝也。膏淋者，小便中出物如脂膏也。砂淋者，脐腹中隐痛，小便难，其痛不可忍须臾，从小便中下如砂石之类，有大者如皂子，或赤或白，**一作黄**。色泽不定。此由肾气弱而贪于女色，房而不泄，泄而不止，虚伤真气，邪热渐强，结聚而成砂。又如以水煮盐，火大水少，盐渐成石之类。谓肾者水也，咸归于肾，水消于下，虚热日甚，煎结而成。此非一时而作也，盖远久乃发，成即五岁，败即三年。壮人五载，祸必至矣，宜乎急攻。八淋之中，唯此最危。其脉盛大而实者可治，虚小而涩者不可治。虚者谓肾与膀胱俱虚，而精滑梦泄，小便不禁者也；实则谓经络闭涩，水道不利，而茎痛腿酸者也。

又，诸淋之病，与淋相从者活，反者死凶。治疗之际，亦在详酌耳。

·论服饵得失第四十五·

石之与金，有服饵得失者，盖以其宜与不宜也。或草或木，或金或石，或单方得力，或群队获功，或金石毒发而致毙，或草木势助而能全。

其验不一者何也？基本实者，得宣通之性，必延其寿；基本虚者，得补益之情，必长其年。虚而过泻，实乃更增，千死其千，万殁其万，则决然也。

又，有年少之辈，富贵之人，恃其药力，恣其酒欲，夸弄其术，暗使精神内损，药力扶持，忽然疾作，何能救疗？如是之者，岂知灾从内发，但恐药饵无微功①，实可叹哉。其于久服方药，在审其宜，人药相合，效岂妄邪？假如脏不足则补其脏，腑有余则泻其腑，外实则理外，内虚则养内，上塞则引上，下塞则通下，中涩—作结则解中，左病则治左，右病则治右。上、下、左、右、内、外、虚、实，各称其法，安有横夭者也？故药无不效，病无不愈者，切务于谨察矣。

·辨三痞论并方第四十六·

金石草木，单服皆可以不死者，有验无验，在乎有志无志也。虽能久服，而有其药，热壅塞而不散，或上或下，或痞或涩，各有其候，请速详明。用其此法，免败其志，皆于寿矣。谨论候并方，具在后篇。

辨上痞候并方

上痞者，头眩目昏，面赤心悸，肢节痛，前后不仁，多痰，短气，惧

---

① 微：原作"徵"，形误。医统本、周本、宽保本无此字。

火，喜寒，又状若中风之类者是也。宜用后方：

桑白皮阔一寸，长一尺　槟榔一枚　木通一尺，去皮。一本作一两　大黄三分，湿纸煨　黄芩一分　泽泻二两

上剉为粗末，水五升，熬取三升，取清汁，分二一本作三服，食后临卧服。

辨中痞候并方①

中痞者，肠满，四肢倦，行立艰难，食已呕吐，冒昧，减食或渴者是也。宜用后方：

大黄一两，湿纸十重包裹，煨令香熟，切作片子　槟榔一枚　木香一分

上为末，生蜜为丸，如桐子大。每服三十丸，生姜汤下，食后、日午，日进二服。未减，加之，效，即勿再服。

附方：

桂五钱，不见火　槟榔一个　黑牵牛四两，生，为末二两

上为末，蜜酒调二钱，以利为度。

辨下痞候并方

下痞者，小便不利，脐下满硬，语言蹇滞，腰背疼痛，脚重不能行立者是也。宜用后方：

瞿麦头子一两　官桂一分　甘遂三分　车前子一两，炒

---

① 候：原无，据医统本、周本及上下文补。

上件为末，以貒猪肾一个，去筋膜，薄批开，入药末二钱，匀糁，湿纸裹，慢火煨熟，空心细嚼，温酒送下，以大利为度。小便未利，脐腹未软，更服附方：葱白一寸，去心，入硇砂末一钱，安葱心中，两头以线子系之。湿纸包煨熟，用冷醇酒送下，空心服，以效为度。

·论诸病治疗交错致于死候第四十七·

夫病者，有宜汤者，有宜丸者，有宜散者，有宜下者，有宜吐者，有宜汗者，有宜灸者，有宜针者，有宜补者，有宜按摩者，有宜导引者，有宜蒸熨者，有宜澡洗者，有宜悦愉者，有宜和缓者，有宜水者，有宜火者。种种之法岂能一也。若非良善精博，难为取愈。其庸下识浅，乱投汤丸，下汗补吐，动使交错，轻者令重，重者令死，举世皆然。

且汤，可以荡涤脏腑，开通经络，调品阴阳，祛分邪恶，润泽枯朽，悦养皮肤，益充气力，扶助困竭，莫离于汤也。丸可以逐风冷，破坚癥，消积聚，进饮食，舒荣卫，开关窍，缓缓然参合，无出于丸也。散者，能祛风寒暑湿之气，摅寒湿秽毒之邪，发扬四肢之壅滞，除剪五脏之结伏，开肠和胃，行脉通经，莫过于散也。下则疏豁闭塞，补则益助虚乏，灸则起阴通阳，针则行荣引卫，导引则可以逐客邪于关节，按摩则可以驱浮淫于肌肉，蒸熨辟冷，暖洗生阳，悦愉爽神，和缓安气。

若实而不下，则使人心腹胀满，烦乱，鼓肿。若虚而不补，则使人气血消散，精神耗亡，肌肉脱失，志意昏迷。可汗而不汗，则使人毛孔关塞，闷绝而终。合吐而不吐，则使人结胸上喘，水食不入而死。当灸而不灸，则使人冷气重凝，阴毒内聚，厥气上冲，分遂不散，以致消减。当针而不针，则使人荣卫不行，经络不利，邪渐胜真，冒昧而昏。宜导引而不导引，则使人邪侵关节，固结难通。宜按摩而不按摩，则使人淫随肌肉，久留不消。宜蒸熨而不蒸熨，则使人冷气潜伏，渐成痹厥。宜澡洗而不澡洗，则使人阳气上行，阴邪相害。

不当下而下，则使人开肠荡胃，洞泄不禁。不当汗而汗，则使人肌肉消绝，津液枯耗。不当吐而吐，则使人心神烦乱，脏腑奔冲。不当灸而灸，则使人重伤经络，内蓄炎毒，反害中和，致于不可救。不当针而针，则使人气血散失，关机细缩。不当导引而导引，则使人真气劳败，邪气妄行。不当按摩而按摩，则使人肌肉腆胀，筋骨舒张。不当蒸熨而蒸熨，则使人阳气遍行，阴气内聚。不当淋渫而淋渫，则使人湿侵皮肤，热生肌体。不当悦愉而悦愉，则使人神失气消，精神不快。不当和缓而和缓，则使人气停意**此下赵写本俱缺**折，健忘伤志。

大凡治疗，要合其宜。脉状病候，少陈于后。凡脉不紧数，则勿发其汗。脉不疾数，不可以下。心胸不闭，尺脉微弱，不可以吐。关节不急，荣卫不壅，不可以针。阴气不盛，阳气不衰，勿灸。内无客邪，勿导引。外无淫气，勿按摩。皮肤不痹，勿蒸熨。肌内不寒，勿暖洗。神不凝迷，勿悦愉。气不急奔，勿和缓。顺此者生，逆此者死耳。脉病之法，备说在前。

·论诊杂病必死候第四十八·

夫人生气健壮者，外色光华，内脉平调。五脏六腑之气消耗，则脉无所依，色无所泽。如是者，百无一生。虽能饮食行立，而端然不悟，不知死之逼矣，实为痛也①。其大法，列之于后。

病瞪目引水，心下牢满，其脉濡而微者，死。

论吐衄泻血②，其脉浮大牢数者，死。

病妄言、身热、手足冷，其脉细微者，死。

病大泄不止，其脉紧大而滑者，死。

病头目痛，其脉涩短者，死。

病腹中痛，其脉浮大而长者，死。

病腹痛而喘，其脉滑而利、数而紧者，死。

病四逆者，其脉浮大而短者，死。

---

① 也：原无，据医统本、周本补。
② 论：据上下文例疑作"病"，医统本、周本亦作"病"。

病耳无闻，其脉浮大而涩者，死。

病脑痛，其脉缓而大者，死。

左痛右痛，上痛下痛者，死。

下痛而脉病者，死。

病厥逆，呼之不应，脉绝者，死。

病人脉宜大反小者，死。

肥人脉细欲绝者，死。

瘦人脉躁者，死。

人脉本滑利而反涩者，死。

人脉本长而反短者，死。

人尺脉上应寸口太迟者，死。

温病，三四日未汗，脉太疾者，死。

温病，脉细微，而往来不快，胸中闭者，死。

温病，发热甚，脉反细小者①，死。

病甚，脉往来不调者，死。

温病，腹中痛，下痢者，死。

温病，汗不出，出不至足者，死。

病疟，腰脊强急，瘛疭者，死。

病心腹胀满，痛不止，脉坚大洪者，死。

痢血不止，身热脉数者，死。

病腹满，四逆，脉长者，死。

热病七八日，汗当出，反不出，脉绝者，死。

热病七八日，不汗，躁狂，口舌焦黑，脉反细弱者，死。

热病，未汗出，而脉大盛者，死。

热病，汗出而脉未尽，往来转大者，死。

病咳嗽，脉数身瘦者，死。

暴咳嗽，脉散者，死。

病咳，形肥，脉急甚者，死。

病嗽而呕，便滑不禁，脉弦欲绝者，死。

病诸嗽喘，脉沉而浮者，死。

---

① 细小：原作"小死"，据医统本改。

病上气，脉数者，死。

病肌热，形瘦，脱肛，热不去，脉甚紧急者，死。

病肠癖，转筋，脉极数者，死。

病中风，痿疾不仁，脉紧急者，死。

病上喘，气急四匝，脉涩者，死。

病寒热，瘰疬，脉大者，死。

病金疮，血不止，脉大者，死。

病坠损，内伤，脉小弱者，死。

病伤寒，身热甚，脉反小者，死。

病厥逆，汗出，脉虚而缓者，死。

病洞泄，不下食，脉急者，死。

病肠澼，下白脓者，死。

病肠澼，下脓血，脉悬绝者，死。

病肠澼，下脓血，身有寒，脉绝者，死。

病咳嗽，脉沉坚者，死。

病肠中有积聚，脉虚弱者，死。

病水气，脉微而小者，死。

病水胀如鼓，脉虚小涩者，死。

病泄注，脉浮大而滑者，死。

病内外俱虚，卧不得安，身冷，脉细微，呕而不入食者，死。

病冷气上攻，脉逆而涩者，死。

卒死，脉坚而细微者，死。

热病三五日，头痛，身热，食如故，脉直而疾者，八日死。

久病，脉实者，死。

又，虚缓，虚微，虚滑，弦急者，死。

卒病，脉弦而数者，死。

凡此凶脉，十死十，百死百，不可治也。

·察声色形证决死法第四十九·

凡人五脏六腑，荣卫关窍，宜平生气血顺度，循环无终，是为不病之本。若有缺绝，则祸必来矣。要在临病之时，存神内想，息气内观，心不妄视，著意精察，方能通神明，探幽微，断死决生，千无一误。死之证兆，具之于后。

黑色起于耳目鼻上，渐入于口者，死。

赤色见于耳目额者，五日死。

黑白色入口鼻目中者，五日死。

黑或如马肝色，望之如青，近则如黑者，死。

张口如鱼，出气不反者，死。

循摸衣缝者，死。

妄语错乱，及不能语者死，热病即不死。

尸臭不可近者，死。

面目直视者，死。

肩息者，一日死。

面青，人中反者，三日死。

面无光，牙齿黑者，死。

面青目黑者，死。

面白目黑者，十日死。

面赤眼黄，即时死。

面黑目白者，八日死。

面青目黄者，五日死。

眉系倾者，七日死。

齿忽黑色者，三十日死。

发直者，十五日死。

遗尿不觉者，五六日死。

唇口乍干黑者，死。

爪中青黑色，死。

头目久痛，卒视不明者，死。

舌卷卵缩者，死。

面黑直视者，死。

面青目白者，死。

面黄目白者，死。

面目俱白者，死。

面目青黑者，死。

面青唇黑者，死。

发如麻，喜怒不调者，死。

发肩如冲起者，死。

面色黑，胁满不能反侧者，死。

面色苍黑，卒肿者，死。

掌肿无纹，脐肿出，囊茎俱肿者，死。

手足爪甲肉黑色者，死。

汗出不流者，死。

唇反，人中满者，死。

阴阳俱绝，目匡陷者，死。

五脏内外绝，神气不守，其声嘶者，死。

阳绝阴结，精神恍惚，撮空裂衣者，死。

阴阳俱闭，失音者，死。

荣卫耗散，面目浮肿者，死。

心绝于肾，肩息，回盷，目直者，一日死。

肺绝，则气去不反，口如鱼口者，三日死。

骨绝，腰脊痛，肾中重，不可反侧，足膝后平者，五日死。

肾绝，大便赤涩，下血，耳干，脚浮，舌肿者，六日死。又曰，足肿者，九日死。

脾绝，口冷，足肿，胀泄不觉者，十二日死。

筋绝，魂惊，虚恐，手足爪甲青，呼骂不休者，八九日死。

肝绝，汗出如水，恐惧不安，伏卧，目直面青者，八日死。又曰，即时死。

　　胃绝，齿落面黄者，七日死。又曰，十日死。

　　凡此察听之，更须详酌者矣。

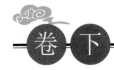

·疗诸病药方六十道·

万应丸①

甘遂三两　芫花三两　大戟三两　大黄三两　三棱三两　巴豆二两，和皮
干漆二两，炒　蓬术二两　当归五两　桑皮二两　硼砂三两　泽泻八两　山栀仁
二两　槟榔一两　木通一两　雷丸一两　诃子一两　黑牵牛五两　五灵脂五两
皂角七定，去皮弦

上件二十味，剉碎，洗净，入米醋二斗，浸三日，入银器或石器内，慢
火熬，令醋尽，焙干焦，再炒，为黄色，存性，入后药：

木香一两　丁香一两　肉桂一两，去皮　肉豆蔻②一两　白术一两　黄芪一两
没药一两　附子一两，炮，去皮脐　茯苓一两　赤芍药一两　川芎二两　牡丹皮
二两　白牵牛二两　干姜二两　陈皮二两　芸台二两，炒　地黄三两　鳖甲三两，
醋炙　青皮三两　南星二两，浆水煮软，切，焙

上二十味，通前共四十味，同杵，罗为末，醋煮，面糊为丸，如绿豆

---

① 丸：原作"圆"，二字通，径改。下同。
② 蔻：原无，据周本补。

大。用度谨具如下。合时须在一净室中，先严洁斋心，涤虑焚香，精诚恳诸方圣者，以助药力，尤效速也。

结胸伤寒，用油浆水下七丸，当逐下恶物。如人行二十里，未动，再服。多年积结，殗食癥块，临卧水下三丸至五丸。每夜服之，病即止。如记得因伤物作积，即随所伤物下七丸。小儿、妊妇、老人勿服。

水气，通身肿黄者，茯苓汤下五丸，日二服，水消为度。如要消酒进食，生姜汤下一丸。

食后，腹中一切痛，醋汤下七丸。

膈气噎病，丁香汤下三丸。夜一服。

因伤盛劳，鳖甲汤下七丸。日三服，渐安，减服。

小肠疝癖气，茴香汤下三丸。

大小便不通，蜜汤下五丸。未通，加至七丸。

九种心痛，茱萸汤下五丸。立止。

尸注走痛，木瓜汤下三丸。

脚气，石楠汤下五丸。每日食前服。

卒死，气未绝，小便化七丸，灌之立活。

产后血不行，当归酒下三丸。

血晕、血迷、血蛊、血痢、血胀、血刺、血块、血积、血癥、血瘕，并用当归酒下二丸。逐日服。

难产，横倒，榆白皮汤下二丸。

胎衣不下，烧称锤，通红，以酒淬之，带热下二丸。惟孕妇患不可服。产急难方可服之。

脾泻血痢，干姜汤下一丸。

赤白痢，甘草干姜汤下一丸。

赤痢，甘草汤下一丸。

白痢，干姜汤下一丸。

胃冷，吐逆，并反胃吐食，丁香汤下二丸。

卒心腹痛不可忍者，热醋盐汤下三丸。

如常，服一丸，临卧茶清下。

五烂疾，牛乳下一丸。每日二服。

如发疟时，童子小便酒下十丸，化开灌之，吐利即愈，其效如神。

疗万病六神丹

雄黄一两，研　矾石一两，烧　巴豆一两，去皮　附子一两，炮　藜芦三两
朱砂二两，一两别研，一两为衣

上为末，炼蜜为丸，如小豆大，一等作黍米大。男子百疾，以饮服二
丸，小儿量度与小者服，得利，即差。

安息香丸

治传尸、肺痿、骨蒸、鬼疰、卒心腹疼、霍乱吐泻、时气、瘴疟、五
利、血闭、痃癖、丁肿、惊邪诸疾。

安息香　木香　麝香　犀角　沉香　丁香　檀香　香附子　诃子　朱砂
白术　荜拨已上各一两　乳香　龙脑　苏合香已上各半两

上为末，炼蜜成剂，杵一千下，丸如桐子大。新汲水化下四丸，老幼皆
一丸，以绛囊子盛一丸弹子大，悬衣，辟邪毒魍魉甚妙。合时，忌鸡、犬、
妇人见之。

明月丹

治传尸劳。

雄黄半两　兔粪二两　轻粉一两　木香半两　天灵盖一两，炙　鳖甲一个，
大者去裙烂，醋炙焦黄

上为末，醇酒一大升，大黄一两，熬膏，入前药末为丸，如弹子大，朱
砂为衣。如是传尸劳，肌瘦面黄，呕吐血，咳嗽不定者是也。先烧安息香，
令烟起，吸之不嗽者，非传尸也，不可用此药。若吸烟入口，咳嗽不能禁止
者，乃传尸也，宜用此药。五更初，勿令人知，以童子小便与醇酒共一盏，

化一丸服之。如人行二十里，上吐出虫，其状若灯心而细，长及寸，或如烂李，又如虾蟆，状各不同。如未效，次日再服，以应为度。仍须初得，血气未尽、精神未乱者，可用之。

地黄煎

解劳，生肌肉，进食，活血，养气。

生地黄汁五升　生杏仁汁一升　薄荷汁一升　生藕汁一升　鹅梨汁一升　法酒二升　白蜜四两　生姜汁一升

已上同于银、石器中，慢火熬成膏，却入后药：

柴胡四两，去芦，焙　木香四两　人参二两　白茯苓二两　山药二两　柏子仁二两　远志二两，去心　白术二两　桔梗二两　枳实二两，麸炒　秦艽三两，去芦　麝香二钱，另研　熟地黄四两

上末，入前药膏中和，再入臼中，杵三二千下，丸如桐子大。每服食药，用甘草汤下二十丸。食后，日三服。安，即住服。

起蒸中央汤

黄连五两

上咬咀，以醇酒二斗，同熬成膏。每夜以好酒化下弹子大一丸，汗出为度。仍服补药麝脐丸。

补药麝脐丸

麝脐①一枚，烧灰　地黄洗　地骨皮　山药　柴胡各一两　白术□□　活鳖一个，重二斤者佳

---

① 脐：原无，据方名补。

上将鳖入醇酒一方，煮令烂熟，研细，入汁，再熬膏。入末，丸如桐子大。酒服二十丸，日二夜一。蒸，谓骨蒸也。气血相抟，久而瘦弱，遂成劳伤，肉消毛落，妄血喘咳者是也。宜以前法治之。

太上延年万胜追魂散

人参去芦　柴胡去苗　杏仁去皮尖　天灵盖炙，各一两　蜀椒一分　桃柳心一小握

上为末，童子小便一升，末一两，垍瓶中煎，令熟。空心，日午各进一服，经五日效。

醉仙丹

主偏枯不遂，皮肤不仁。

麻黄一升，去节，水煮去沫，焙干作末　南星七个，大者　大附子三个，黑者
地龙七条，去土

上除麻黄外，先末之；次将麻黄末，用醇酒一方，熬成膏。入末，丸如弹子大。每服食后、临睡，酒化一丸，汗出为度。偏枯不遂，皮肤不仁，皆由五脏气虚，风寒暑湿之邪蓄积于中，久而不散，乃成疾焉。以前法主之。

灵乌丹

治一切冷疾、疼痛、麻痹、风气。

川乌一斤，河水浸七日，换水浸，去皮尖，切片，干之　牛膝二两，酒浸，焙　何
首乌四两，制如川乌法

上为末，炼蜜，丸如桐子大，朱砂为衣。空心，酒下七丸，渐加至十

丸。病已即止。

扁鹊玉壶丹

驻颜补暖，祛万痛。

硫黄一斤，以桑灰淋浓汁五斗，煮硫黄令伏，以火煅之，研如粉，掘一地坑子，深二寸许，投水在里，候水清，取调硫黄末，稀稠得所，磁器中煎干，用錾一个，上傅以砂，砂上铺纸，錾下以火煅热，即取硫黄滴其上，自然色如玉矣

上以新炊饮为丸，如麻子大。空心、食前，酒下十丸。

葛玄真人百补构精丸①

熟地黄四两　山药二两　五味子六两　苁蓉三两，酒浸一宿　牛膝二两，酒浸　山茱萸一两　泽泻一两　茯苓一两，去皮　远志一两，去心　巴戟天一两，去心　赤石脂一两　石膏一两　柏子仁一两，炒　杜仲三两，去皮，剉碎，慢火炒令丝断

上为末，炼蜜，丸如桐子大。空心，温酒下二十丸。男子妇人皆可服。

涩精金锁丹

韭子一升，酒浸三宿，滤出，焙干，杵为末

上用酒糊为丸，如桐子大，朱砂为衣。空心，酒下二十丸。

疗百疾延寿酒

黄精四斤　天门冬三斤　松叶六斤　苍术四斤　枸杞子五升

---

① 构：原作"高宗庙讳"，据周本改。

中华医典　第三辑

上以水三硕，煮一日，取汁，如酿法成。空心，任意饮之。

交藤丸

驻颜长算，祛百疾。

交藤根一斤，紫色者，河水浸七日，竹刀刮去皮，晒干　茯苓五两　牛膝二两

上为末，炼蜜，搜成剂，杵一万下，丸如桐子大，纸袋盛之。酒下三十丸，空心服。久服延寿。忌猪羊肉。

天仙丸

补男子妇人虚乏。

天仙子　五灵脂各五两

上炒，令焦黑色，杵末，以酒糊为丸，如绿豆大。食前，酒服十五丸。

左慈真人陆本无此上四字，作"善养"千金地黄煎

生地黄一秤，取汁，于石器中熬成膏，入熟干地黄末，看硬软剂，杵千下

上丸如桐子大，每服二十丸，空心服。久服断欲，神仙不死。

取积聚方

轻粉　粉霜　朱砂各半两　巴豆霜二钱半

上同研匀，炼蜜作剂，旋丸如麻子大。生姜汤下三丸，量虚实加减。

治癥瘕方

大黄湿纸裹，煨　三棱湿纸裹，煨热，剉　硼砂研　干漆炒，令烟尽　巴豆去皮，出油

已上各一两为末，醋一方①，熬成膏，入后药：

木香　丁香　枳实麸炒，去穰　桂心各一两

上为末，入前项膏子和成剂，杵千下，为丸如绿豆大。饮服三五丸，食后服。

通气阿魏丸

治诸气不通，胸背痛，结塞闷乱者，悉主之。

阿魏二两　沉香一两　桂心半两　牵牛末二两

上先用醇酒一升，熬阿魏成膏，入药末为丸，樱桃大，朱砂为衣。酒化一丸。

治尸厥卒痛方

尸厥者，谓忽如醉状，肢厥而不省人事也。卒痛者，谓心腹之间，或左右胁下，痛不可忍，俗谓鬼箭者是。

雄黄二两，研　朱砂二两，研

上二味，再同研匀，用大蒜一头，湿纸裹，煨，去纸，杵为丸，樱桃大。每服一丸，热酒化下。

---

① 方：医统本作"升"。

鬼哭丹

主腹中诸痛，气血凝滞，饮食未消，阴阳痞隔，寒热相乘，搏而为痛。宜以此方主之。

川乌十四个，生　朱砂一两　乳香一分

上为末，以醋一盏，五灵脂末一两，煮糊和丸，如桐子大，朱砂为衣。酒下七丸，男子温酒下，女人醋汤下。

治心痛不可忍者

木香　蓬术各一两　干漆一分，炒

上为末。每服一钱，热醋汤调下，入口立止。

取长虫兼治心痛方

大枣廿一个，去核　绿矾一两，作二十一块子，填枣中，面裹，烧红，去面　雷丸七个　轻粉一钱　木香一钱　丁香一钱　水银半两，入铅半两，溶成砂子

上为末，取牛肉二两，车脂一两，与肉同剉令烂。米醋一升，煮肉令成膏。入药同熬，硬软得所，入臼中，杵三二千下，丸如酸枣大。丸时，先以绯线一条，丸在药中，留二尺许作系。如有长虫者，五更初，油浆水吞下一丸，存线头，勿令吞尽，候少顷，心中痛，线动，即急拽线，令药出，则和虫出。若心气痛不可忍者，热醋汤化下一丸，立止。

治虫毒方

水银　蜜陀僧　黄丹　轻粉　大黄　丁香　诃子　雄雀粪各一两

上为末，每服二钱，用面半两，共水和成油饼，食之。又法，作棋子，入浆水煮热，食之。

破棺丹

治阴厥，面目俱青，心下硬，四肢冷，脉细欲绝者。

硫黄一两，无灰酒煮三日三夜，如耗旋添暖酒，日足取出，研为末　丹砂一两，研匀细

上以酒煮糊为丸，如鸡头大。有此病者，先于净室中，勿令人知。度病人长短，掘一地坑子，深一尺以来，用苣蕒火烧，令坑子极热，以醋五升，沃令气出，内铺衣被盖坑，以酒化下一丸，与病人服之。后令病人卧坑内，盖覆。少时汗出，即扶病者，令出无风处盖覆。令病人四肢温，心下软，即渐去衣被，令通风。然后看虚实调补。

再生丸

起厥死犹暖者。

巴豆一两，去皮研　朱砂一两，细研　麝香半两，研　川乌尖十四个，为末大黄一两，炒，取末

上件再同研匀，炼蜜和丸，如桐子大。每服三丸，水化下，折齿灌之，立活。亦疗关膈结胸，极效。

救生丸

治卒死。

大黄四两　轻粉半两　朱砂一两　雄黄一分　巴豆七个，去皮，细研，取霜

上为末，以鲲胆汁和丸，如鸡头大。童子小便化开一丸，斡开口灌之。内大葱一寸许入鼻中，如人行五七里，当吐出涎，即活。

治脾厥吐泻霍乱

黑附子炮，去皮脐，八破　干姜炮　甘草炙　肉豆各一两。印本无此一味，有豉等分

上为末。水半升，末四钱，印本作二钱。枣七个，姜一分，印本作一钱。同煎，去半，温服，连进三服。

三生散

起卒死，兼治阴盛四逆，吐泻不止。

草乌七个　厚朴一尺　甘草三寸，并生用

上为末。水一中盏，末一钱，枣七个，煎七分服。重者灌之。

起卒死

蕫葱根二两　瓜蒂一分　丁香十四粒

上为末。吹一字入鼻中，男左女右，须臾自活。身冷强厥者，勿活。

浴肠汤

治阳厥发狂，将成疽。

大黄四两，湿纸裹，煨　大青叶　栀子仁　甘草各一两，炙

上为末。水五升，末四两，煎减二升，内朴硝五合，再熬去一升，取汁

二升，分四服，量虚实与之，大泻为度。如喜水，即以水浇之；畏水者，勿与吃，大忌。

破黄七神丹

朴硝二斤　朱砂五两　大黄七两　甘遂二两　山栀二两　轻粉一两　豉半斤，以绢袋盛之

上七味，以水二斗，熬令水尽，除去甘遂、豉、栀子、大黄，只取朴硝、朱砂、轻粉，为末。以水浸豉汁，研匀后入末，三味同和，煮糯米糊为丸，如弹子大。新水化一丸，吐泻为度。

三黄丸

治三痟，吐血，诸黄症。

黄连三两　黄芩二两　大黄一两

上为末，炼蜜为丸，如桐子大。食后，温水下十五丸，量虚实加减服。

通中延命玄冥煮朱砂法

活尿血，开拥塞，解毒；治一切热病、风气、脚毒、蛊毒。

朱砂五两　朴硝半秤，水煮七遍，每遍用水三升，水尽为度，取霜，再入水二升　苏木二两　大黄五两　郁金三两　山栀二两　人参二两　桑皮二两　甘草五两

上件同熬，水尽为度，只用朱砂，去余药，杵末，炼蜜丸桐子大。每服二十丸，饮下。可疏诸毒，尤妙。

治暴热毒、心肺烦而呕血方

大黄二两，为末，以地黄汁拌匀，湿即焙干

上为末。每服二钱，地黄汁调下，以利为度。甘草汤亦得。

治吐血方

蛤粉四两　朱砂一两

上为末。新汲水调下五钱。未已，再服；止，即已。

治中暍死，心下犹暖，起死方

上令病者仰面卧，取温水，不住手浇淋脐中。次以童子小便，合生地黄汁，灌之，自活。禁与冷水，只与温熟水饮之。

玉霜膏

治一切热毒喉闭。

朴硝一斤　牙硝半斤　硼砂四两　矾石三两

上为末，火熔成汁，筑一地坑子，令实，倾入，盆覆一夕，取，杵为末。入龙脑二两，研匀，新汲水半盏，合生蜜调一钱。小儿量与服。

百生方

救百物入咽喉，鲠欲死者。

茯苓去皮　贯众　甘草

上件，各等分为末。每服一钱，米饮调一分，立效。

治喉闭、闷气欲死者

上取干漆，烧令烟出，竹筒子吸烟吞之，立效。

治漏胎胎损方

川芎　艾叶各一两，炒　阿胶炒　白茯苓□□

上末之，糯米饮调下二钱匕，日七服。仍食糯米粥养之。

治妇人血崩方

枳壳一钱，面炒　地黄二钱，烧醋淬十四次

上为末，醋汤调下一钱匕，连三服，效。

治妇人血闭方

干漆二两，烧　生地黄汁五升

上熬成膏，酒化枣大许，空心服。

三不鸣散

治小便不通及五淋。

取水边、灯下、道边蝼蛄各一个。三处取三个，令相咬，取活者一个，如后法，麝香酒，食空下。

上内于瓶中，封之，令相噬，取活者焙干，余皆为末。每服一钱匕，温酒调服，立通。**余皆二字恐误。**

甘草汤

解方药毒。

甘草一十二两

上件判碎，水二斗，煎至一斗，取清，温冷得所服，仍尽量服。

治溺死方

取石灰三石，露首培之，令厚一尺五寸。候气出后，以苦葫芦穰作末。如无，用瓜蒂。

上用热茶调一钱，吐为度。省事后，以糜粥自调之。

治缢死方

先令人抱起，解绳，不得用刀断。扶于通风处，高首卧。取薤葱根末，吹入两鼻中，更令亲人吹气入口。候喷出涎，即以矾石末，取丁香煎汤，调一钱匕，灌之。

槐子散

治久下血，亦治尿血。

槐角中黑子①一升　合槐花二升，**同炒焦**

上件为末，每服二钱，用水调下。空心、食前各一服。病已，止。

---

① 角：原作"用"，形误，据周本改。

治肠风下血

荆芥穗　地黄各二两　甘草半两

上为末。每服一钱，温酒调下。食后，日三夜一。

治暴喘欲死方

大黄一两　牵牛二两，炒

上件为细末。每服二钱，蜜水调下，立愈。治上热痰喘极效。若虚人、肺虚冷者，不可用。

大圣通神乳香膏

贴诸毒、疮肿、发背痈疽。

乳香一两　没药一两　血竭一两　黄蜡一两　黄丹二两　木鳖二两，去壳　乌鱼骨二两　海桐皮二两　不灰木四两　历青四两　五灵脂二两　麝香二钱　腻粉五十个子。此必有误

上并为末，用好油四两熬令热，下药末熬，不住手搅之，令黑色，滴水中成珠，即止。

水澄膏

治病同前。

井泉石　白及各一两　龙骨　黄檗　郁金各半两　黄蜀葵花一分

上六味，并为末。每服二钱，新汲水一盏，调药，打令匀，伺清澄，去

浮水，摊在纸花上贴之。肿毒、发背皆治。

更苏膏

治一切不测恶疮欲垂。**垂字恐误。**

南星一个　半夏七个　巴豆五个，**去壳**　麝香半钱

上为细末，取腊月猪脂就膏。令如不痛疮，先以针刺破，候忍痛处，使以儿乳汁同调，贴之。

千金膏

贴一切恶疮、瘫疖。

定粉　南粉　腻粉　黄丹**各一分**

上为末，入麝香一钱，研匀，油调得所，成膏，贴。

定命丸

治远年、日近一切恶候漏疮。**此药为末，熔开蜡，就汤内为条，如布针大，入内，云母膏贴之。**

雄黄　乳香**各一分**　巴豆二十一粒，**去皮不去油**

上研如粉，入白面三钱，水和丸如小豆，或小麦粒大，两头尖。量病浅深，内疮中，上用乳香膏贴之，效。服云母膏尤佳。

麝香丸

治一切气漏疮。

麝香一分　乳香一分　巴豆十四粒，去皮

上为末，入枣肉，和成剂，丸作铤子。看疮远近任药，以乳香膏贴之，以效为度。

香鼠散

治漏疮。

香鼠皮四十九个，河中花背者是　龙骨半两　蝙蝠二个，用心肝　黄丹一分
麝香一钱　乳香一钱　没心草一两，烧灰

上入坩合中，泥固济。炭三斤，煅，火终，放冷，为末。用葱浆水洗净，以药贴之，立效。

定痛生肌肉方

胭脂一分　血竭一两　乳香一分　寒水石三两，烧

上为末。先以温浆水洗过，拭干，傅疮，甚妙。

又定痛生肌肉方

南星一个　乳香二钱　定粉半两　龙骨半两　不灰木一两，烧过

上为末。先以温浆水洗疮口，以软帛拭干，傅之。

治白丁憎寒喘急昏冒方①

葶苈　大黄_{各一两}　桑白皮　茯苓_{各二两}　槟榔_{七个}　郁李仁　汉防己_{各三分}

上件为末。每服三钱，蜜水调下，以疏下恶物为度。

又取白丁方

铅霜_{一分}　胆矾　粉霜_{各一钱}　蜈蚣_{一条}

上件为末。先刺令血出，内药米心大，以醋面饼封口，立愈。

治赤丁方

黄连　大黄_{各一两}

上件为末，以生蜜和丸，如桐子大。每服三十丸，温水下，以利为度。

又取赤丁方

杏仁_{七个，生用}

上件嚼烂，漱之，令津满口，吐出，绵滤汁。入轻粉少许，调匀，以鸡羽扫之。

治黄丁方

巴豆_{七个，去心膜}　青州枣_{七个，去核，安巴豆在枣内，以面裹，煨通赤}

---

① 憎：原作"增"，据周本改。

上件为末，以硼砂醋作面，糊为丸，如绿豆大。每服五丸至十丸，米饮下，以利为度。

又取黄丁方陆本元空一行

黄檗二两　郁金半两

上件为细末，以鸡子清调，鸡羽扫上。

治黑丁方

菟丝子　菖蒲

上二味等分为末，酒浸，取汁扫丁上。更服肾气丸补之。

治青丁方

谷精草　蝉壳各一两　苍术五两

上为末。每服一钱，水调服，食前。仍以针刺丁出，用桑柴灰汁洗之，立效。

已上捌方，陆本在中卷四十论后，印本无此方，今附下卷之末。

脉 经

（晋）王叔和　撰

刁忠民　校点

目　　录

提　要

　　《脉经》十卷，西晋王叔和撰。叔和名熙，字叔和，以字行。曾任西晋太医令，生平事迹未能详。王叔和是我国古代著名的医学家，其主要成就之一，是将前人的脉学理论及实践进行了系统的整理，完成了我国现存第一部脉学专著——《脉经》的撰著。

　　在王叔和之前，代有名医，且多著述，然"遗文远旨，代寡能用，旧经秘述，奥而不售，遂令末学，昧于原本，斥兹偏见，各逞己能，致微疴成膏肓之变，滞固绝振起之望"。叔和有见于此，遂"撰集岐伯以来，逮于华佗，经论要诀，合为十卷。百病根源，各以类例相从，声色证候，靡不该备"（引文并见本书自序）。通过他的整理，集脉理、脉象、病证、疗法于一体，构成了比较完整、规范的脉学体系，从理论到实践，都对后世医家有着指导意义。

　　是书辗转流传，至北宋时便多有脱误，林亿等人据多本进行校勘，基本恢复原貌，并刊刻行世，是为今存各本之祖本。此次整理，据清人周学海之《周氏医学丛书》本为底本，略去按语，参校杨守敬邻苏园影宋本（简称影宋本）、元代广勤堂本（简称元本）、《守山阁丛书》本（简称守山阁本），此外亦参考了相关的医籍。

脉经序①

晋太医令王叔和撰

脉理精微，其体难辨。弦紧浮芤，展转相类。在心易了，指下难明。谓沉为伏，则方治永乖；以缓为迟，则危殆立至。况有数候俱见、异病同脉者乎！

夫医药为用，性命所系。和、鹊至妙，犹或加思；仲景明审，亦候形证。一毫有疑，则考校以求验。故伤寒有承气之戒，呕哕发下焦之问。而遗文远旨，代寡能用，旧经秘术，奥而不售，遂令末学，昧于源本，互滋偏见，各逞已能。致微疴成膏肓之变，滞固绝振起之望，良有以也。

今撰集岐伯以来，逮于华佗，经论要诀，合为十卷。百病根源，各以类例相从，声色证候，靡不该备。其王、阮、傅、戴、吴、葛、吕、张，所传异同，咸悉载录。诚能留心研穷，究其微赜，则可以比踪古贤，代无夭横矣。

---

① 底本其后有《元刻脉经序》《宋广西漕司重刻脉经序》《元刻脉经移文》《宋校定脉经进呈札子》《宋刻脉经牒文》等，今从略。

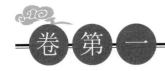

·脉形状指下秘诀第一· 二十四种

浮脉：举之有余，按之不足。浮于手下。

芤脉：浮大而软，按之中央空，两边实。一曰手下无，两傍有。

洪脉：极大在指下。一曰浮而大。

滑脉：往来前却流利，展转替替然，与数相似。一曰浮中如有力；一曰漉漉如欲脱。

数脉：去来促急。一曰一息六七至；一曰数者进之名。

促脉：来去数，时一止复来。

弦脉：举之无有，按之如弓弦状。一曰如张弓弦，按之不移；又曰浮紧为弦。

紧脉：数如切绳状。一曰如转索之无常。

沉脉：举之不足，按之有余。一曰重按之乃得。

伏脉：极重指按之，著骨乃得。一曰手下裁动；一曰按之不足，举之无有；一曰关上沉不出，名曰伏。

革脉：有似沉伏，实大而长，微弦。《千金翼》以"革"为"牢"。

实脉：大而长，微强，按之隐指愊愊然。一曰沉浮皆得。

微脉：极细而软，或欲绝，若有若无。一曰小也；一曰手下快；一曰浮而薄；一曰按之如欲尽。

涩脉：细而迟，往来难且散，或一止复来。一曰浮而短；一曰短而止；或曰散也①。

细脉：小大于微，常有，但细耳。

软脉：极软而浮细。一曰按之无有，举之有余；一曰小而软。软亦作濡，曰濡者，如帛衣在水中，轻手相得。

弱脉：极软而沉细，按之欲绝指下。一曰按之乃得，举之无有。

虚脉：迟大而软，按之不足，隐指豁豁然空。

散脉：大而散。散者，气实血虚，有表无里。

缓脉：去来亦迟，小驶于迟。一曰浮大而软，阴脉与阳同等。

迟脉：呼吸三至，去来极迟。一曰举之不足，按之尽牢；一曰按之尽牢，举之无有。

结脉：往来缓，时一止复来。按之来缓，时一止者，名结阳；初来动止，更来小数，不能自还，举之则动，名结阴。

代脉：来数中止，不能自还，因而复动。脉结者生，代者死。

动脉：见于关上，无头尾，大如豆，厥厥然动摇。《伤寒论》云：阴阳相搏名曰动。阳动则汗出，阴动则发热，形冷恶寒。数脉见于关上，上下无头尾，如豆大，厥厥动摇者，名曰动。

浮与芤相类，与洪相类。弦与紧相类，革与实相类，《千金翼》云：牢与实相类。滑与数相类，沉与伏相类，微与涩相类，软与弱相类，缓与迟相类。软与迟相类。

·平脉早晏法第二·

黄帝问曰：夫诊脉常以平旦，何也？岐伯对曰：平旦者，阴气未动，阳气未散，饮食未进，经脉未盛，络脉调均②，血气未乱，故乃可诊。过此非也。《千金》同，《素问》《太素》云有过之脉。切脉动静而视精明，察五色，观五脏有余不足、六腑强弱、形之盛衰。以此参伍，决死生之分。

---

① 曰：原作"如"，据元本改。
② 均：《内经》作"匀"。

·分别三关境界脉候所主第三·

从鱼际至高骨，**其骨自高**。却行一寸，其中名曰寸口。从寸至尺，名曰尺泽，故曰尺寸。寸后尺前，名曰关。阳出阴入，以关为界。阳出三分，阴入三分，故曰三阴三阳。阳生于尺动于寸，阴生于寸动于尺。寸主射上焦，出头及皮毛竟手；关主射中焦，腹及腰；尺主射下焦，少腹至足。

·辨尺寸阴阳荣卫度数第四·

夫十二经皆有动脉，独取寸口，以决五脏六腑死生吉凶之候者，何谓也？然：寸口者，脉之大会，手太阴之动脉也。人一呼脉行三寸，一吸脉行三寸，呼吸定息，脉行六寸。人一日一夜凡一万三千五百息，脉行五十度，周于身。漏水下百刻，荣卫行阳二十五度，行阴亦二十五度，为一周晬时也。故五十度而复会于手太阴。太阴者，寸口也，即五脏六腑之所终始，故取法于寸口。

脉有尺寸，何谓也？然：尺寸者，脉之大会要也。从关至尺是尺内，阴之所治也；从关至鱼际是寸口内，阳之所治也。故分寸为尺，分尺为寸。故阴得尺内一寸，阳得寸内九分。尺寸终始一寸九分，故曰尺寸也。

脉有太过，有不及，有阴阳相乘，有覆有溢，有关有格，何谓也？然：关之前者，阳之动也，脉当见九分而浮。过者，法曰太过；减者，法曰不及。遂上鱼为溢，为外关内格，此阴乘之脉也。关之后者，阴之动也，脉当见一寸而沉。过者，法曰太过；减者，法曰不及。遂入尺为覆，为内关外格，此阳乘之脉。故曰覆溢。是真脏之脉也，人不病自死。

·平脉视人大小长短男女逆顺法第五·

凡诊脉，当视其人大小、长短及性气缓急。脉之迟速、大小、长短，皆如其人形性者，则吉。反之者，则为逆也。脉三部大都欲等，只如小人、妇人、细人，脉小软。小儿四五岁，脉呼吸八至，细数者，吉。《千金翼》云：人大而脉细，人细而脉大，人乐而脉实，人苦而脉虚，性急而脉缓，性缓而脉躁，人壮而脉细，人羸而脉大，此皆为逆，逆则难治。反此为顺，顺则易治。凡妇人脉常欲濡弱于丈夫。小儿四五岁者，脉自驶疾，呼吸八至也。男左大为顺，女右大为顺。肥人脉沉，瘦人脉浮。

·持脉轻重法第六·

脉有轻重，何谓也？然：初持脉如三菽之重，与皮毛相得者，肺部也。菽者，小豆，言脉轻如三小豆之重。吕氏作大豆，浮之在皮毛之间者，肺气所行，故言肺部也。如六菽之重，与血脉相得者，心部也。心主血脉，次于肺，如六豆之重。如九菽之重，与肌肉相得者，脾部也。脾在中央，主肌肉，故次心，如九豆之重。如十二菽之重，与筋平者，肝部也。肝主筋，又在脾下，故次之。按之至骨，举之来疾者，肾部也。肾主骨，其脉沉至骨。故曰轻重也。

·两手六脉所主五脏六腑阴阳逆顺第七·

《脉法赞》云：肝心出左，脾肺出右，肾与命门，俱出尺部，魂魄谷神，皆见寸口。左主司官，右主司府。左大顺男，右大顺女。关前一分，人命之主。左为人迎，右为气口。神门决断①，两在关后。人无二脉，病死不愈。诸经损减，各随其部。察按阴阳，谁与先后。《千金》云：**三阴三阳，谁先谁后**。阴病治官，阳病治府。奇邪所舍，如何捕取？审而知者，针入病愈。

心部在左手关前寸口是也，即手少阴经也，与手太阳为表里，以小肠合为府。合于上焦，名曰神庭，在龟尾下五分。一作鸠尾。

肝部在左手关上是也，足厥阴经也，与足少阳为表里，以胆合为府。合于中焦，名曰胞门，一作少阳。在太仓左右三寸。

肾部在左手关后尺中是也，足少阴经也，与足太阳为表里，以膀胱合为府。合于下焦，在关元左。

肺部在右手关前寸口是也，手太阴经也，与手阳明为表里，以大肠合为府。合于上焦，名呼吸之府，在云门。

脾部在右手关上是也，足太阴经也，与足阳明为表里，以胃合为府。合于中焦脾胃之间，名曰章门，在季胁前一寸半。

肾部在右手关后尺中是也，足少阴经也，与足太阳为表里，以膀胱合为府。合于下焦，在关元右。左属肾，右为子户，名曰三焦。

·辨脏腑病脉阴阳大法第八·

脉何以知脏腑之病也？然：数者腑也，迟者脏也。数即有热，迟即生寒。诸阳为热，诸阴为寒。故别知脏腑之病也。**腑者阳，故其脉数；脏者阴，故其脉迟。阳行迟，病则数；阴行疾，病则迟。**

脉来浮大者，此为肺脉也；脉来沉滑，坚如石，肾脉也；脉来如弓弦者，肝脉也；脉来疾去迟，心脉也。脉来当见而不见为病。病有浅深，但当知如何受邪。

· 辨脉阴阳大法第九 ·

脉有阴阳之法，何谓也？然：呼出心与肺，吸入肾与肝，呼吸之间，脾受谷味也，其脉在中。浮者阳也，沉者阴也，故曰阴阳。

心肺俱浮，何以别之？然：浮而大散者，心也；浮而短涩者，肺也。肾肝俱沉，何以别之？然：牢而长者，肝也；按之软，举指来实者，肾也。脾者中州，故其脉在中。《千金翼》云：迟缓而长者，脾也。是阴阳之脉。脉有阳盛阴虚，阴盛阳虚，何谓也？然：浮之损小，沉之实大，故曰阴盛阳虚；沉之损小，浮之实大，故曰阳盛阴虚。是阴阳虚实之意也。阳脉见寸口，浮而实大，今轻手浮之更损减而小，故曰阳虚；重手按之反更实大而沉，故曰阴盛。

经言：脉有一阴一阳，一阴二阳，一阴三阳；有一阳一阴，一阳二阴，一阳三阴。如此言之，寸口有六脉俱动耶？然：经言如此者，非有六脉俱动也，谓浮、沉、长、短、滑、涩也。浮者阳也，滑者阳也，长者阳也；沉者阴也，涩者阴也，短者阴也。所以言一阴一阳者，谓脉来沉而滑也；一阴二阳者，谓脉来沉滑而长也；一阴三阳者，谓脉来浮滑而长，时一沉也。所以言一阳一阴者，谓脉来浮而涩也；一阳二阴者，谓脉来长而沉涩也；一阳三阴者，谓脉来沉涩而短，时一浮也。各以其经所在，名病之逆顺也。

凡脉大为阳，浮为阳，数为阳，动为阳，长为阳，滑为阳；沉为阴，涩为阴，弱为阴，弦为阴，短为阴，微为阴。是为三阴三阳也。阳病见阴脉者，反也，主死；阴病见阳脉者，顺也，主生。

关前为阳，关后为阴。阳数则吐血，阴微则下利；阳弦则头痛，阴弦则腹痛；阳微则发汗，阴微则自下；阳数口生疮，阴数加微必恶寒而烦挠不得眠也。阴附阳则狂，阳附阴则癫。得阳属腑，得阴属脏。无阳则厥，无阴则呕。阳微则不能呼，阴微则不能吸，呼吸不足，胸中短气。依此阴阳以察病也。

寸口脉浮大而疾者，名曰阳中之阳，病苦烦满、身热、头痛、腹中热。

寸口脉沉细者，名曰阳中之阴，病苦悲伤不乐、恶闻人声、少气、时汗出、阴气不通、臂不能举。

尺脉沉细者，名曰阴中之阴，病苦两胫酸疼、不能久立、阴气衰、小便余沥、阴下湿痒。

尺脉滑而浮大者，名曰阴中之阳，病苦小腹痛满，不能溺，溺即阴中痛，大便亦然。

尺脉牢而长，关上无有，此为阴干阳，其人苦两胫重，少腹引腰痛。

寸口脉壮大，尺中无有，此为阳干阴，其人苦腰背痛、阴中伤、足胫寒。

夫风伤阳，寒伤阴。阳病顺阴，阴病逆阳。阳病易治，阴病难治。在肠胃之间，以药和之；若在经脉之间，针灸病已。

·平虚实第十·

人有三虚三实，何谓也？然：有脉之虚实，有病之虚实，有诊之虚实。脉之虚实者，脉来软者为虚，牢者为实。病之虚实者，出者为虚，入者为实；言者为虚，不言者为实；缓者为虚，急者为实。诊之虚实者，痒者为虚，痛者为实；外痛内快为外实内虚，内痛外快为内实外虚。故曰虚实也。

问曰：何谓虚实？答曰：邪气盛则实，精气夺则虚。何谓重实？所谓重实者，言大热病，气热脉满，是谓重实。

问曰：经络俱实如何？何以治之？答曰：经络皆实是寸脉急而尺缓也，当俱治之。故曰滑则顺，涩则逆。夫虚实者，皆从其物类始。五脏骨肉滑利，可以长久。

·从横逆顺伏匿脉第十一·

问曰：脉有相乘，有从有横，有逆有顺，何谓也？师曰：水行乘火，金行乘木，名曰从；火行乘水，木行乘金，名曰横；水行乘金，火行乘木，名曰逆；金行乘水，木行乘火，名曰顺。

经言：脉有伏匿者，伏匿于何脏，而言伏匿也？然：谓阴阳更相乘、更相伏也。脉居阴部反见阳脉者，为阳乘阴也，脉虽时沉涩而短，此阳中伏阴也。脉居阳部反见阴脉者，为阴乘阳也，脉虽时浮滑而长，此为阴中伏阳也。重阴者癫，重阳者狂。脱阳者见鬼，脱阴者目盲。

·辨灾怪恐怖杂脉第十二·

问曰：脉有残贼，何谓？师曰：脉有弦、有紧、有涩、有滑、有浮、有沉，此六脉为残贼，能与诸经作病。

问曰：尝为人所难，紧脉何所从而来？师曰：假令亡汗，若吐，肺中寒，故令紧；假令咳者，坐饮冷水，故令紧；假令下利者，以胃中虚冷，故令紧也。

问曰：翕奄沉名曰滑，何谓？师曰：沉为纯阴，翕为正阳，阴阳和合，故脉滑也。

问曰：脉有灾怪，何谓？师曰：假令人病，脉得太阳，脉与病形证相应，因为作汤，比还送汤之时，病者因大吐若下利而腹中痛。因问言：我前来脉时不见此证，今反变异者，是名为灾怪。因问：何缘作此吐利？答曰：或有先服药，今发作，故为灾怪也。

问曰：人病恐怖，其脉何类？师曰：脉形如循丝，累累然，其面白脱色。

问曰：人愧者，其脉何等类？师曰：其脉自浮而弱，面形乍白乍赤。

问曰：人不饮，其脉何类？师曰：其脉自弦，而唇口干燥也。

言迟者，风也；摇头言者，其里痛也；行迟者，其表强也；坐而伏者，短气也；坐而下一膝者，必腰痛；里实护腹如怀卵者，必心痛。师持脉病人欠者，无病也；脉之因伸者，无病也。一云呻者，病也。假令向壁卧，闻师到不惊起，而目盼视。一云反面仰视。若三言三止，脉之，咽唾，此为诈病。假令脉自和，处言此病太重，当须服吐下药，针灸数十百处乃愈。

·迟疾短长杂脉第十三^①·

黄帝问曰：余闻胃气、手少阳三焦、四时五行脉法。夫子言脉有三阴三阳，知病存亡，脉外以知内，尺寸大小，愿闻之。歧伯曰：寸口之中，外别浮沉、前后、左右，虚实、死生之要，皆见寸口之中。脉从前来者为实邪，从后来者为虚邪，从所不胜来者为贼邪，从所胜来者为微邪，自病—作得者为正邪。外结者病痈肿，内结者病疝瘕也。间来而急者，病正在心，瘿气也。脉来疾者，为风也；脉来滑者，为病食也；脉来滑躁者，病有热也；脉来涩者，为病寒湿也。脉逆顺之道，不与众谋。

师曰：呼吸者，脉之头也。初持脉来疾去迟，此为出疾入迟，为内虚外实；初持脉来迟去疾，此为出迟入疾，为内实外虚也。

脉数则在腑，迟则在脏。脉长而弦病在肝，**扁鹊云：病出于肝**。脉小血少病在心，**扁鹊云：脉大而洪，病出于心**。脉下坚上虚病在脾胃，**扁鹊云：病出于脾胃**。脉滑—作涩而微浮病在肺，**扁鹊云：病出于肺**。脉大而坚，病在肾。**扁鹊云：小而紧**。

脉滑者多血少气，脉涩者少血多气，脉大者血气俱多。又云：脉来大而坚者血气俱实，脉小者血气俱少。又云：脉来细而微者血气俱虚。沉细滑疾者热，迟紧者寒。**又云：洪数滑疾为热，涩迟沉细为寒**。脉盛滑紧者病在外热，脉小实而紧者病在内冷。

脉小弱而涩谓之久病，脉滑浮而疾者谓之新病。

脉浮滑，其人外热，风走刺，有饮，难治。脉沉而紧，上焦有热，下寒，得冷即便下。脉沉而细，下焦有寒，小便数，时苦绞痛，下利重。脉浮紧且滑直者，外热内冷，不得大小便。

脉洪大紧急，病速进在外，苦头发热、痈肿；脉细小紧急，病速进在中，寒为疝瘕、积聚，腹中刺痛。脉沉重而直前绝者，病血在肠间；脉沉重而中散者，因寒食成瘕。脉直前而中散绝者，病消渴。**—云病浸淫痛^②**。脉沉

---

① 杂脉：原作"杂脉法"，据本书底本目录删。
② 浸：原作"侵"，据影宋本、元本改。

重，前不至寸口，徘徊绝者，病在肌肉遁尸。脉左转而沉重者，气癥阳在胸中，脉右转出不至寸口者内有肉癥。脉累累如贯珠，不前至，有风寒在大肠，伏留不去；脉累累中止不至，寸口软者，结热在小肠膜中，伏留不去。脉直前左右弹者，病在血脉中，胚血也；脉后而左右弹者，病在筋骨中也。脉前大后小，即头痛目眩；脉前小后大，即胸满短气。

上部有脉，下部无脉，其人当吐，不吐者死；上部无脉，下部有脉，虽困无所苦。夫脉者，血之府也。长则气治，短则气病，数则烦心，大则病进，上盛则气高，下盛则气胀，代则气衰，细则气少，《太素》细作滑。涩则心痛。浑浑革革，至如涌泉，病进而危；弊弊绰绰，其去如弦绝者，死。短而急者病在上，长而缓者病在下；沉而弦急者病在内，浮而洪大者病在外；脉实者病在内，脉虚者病在外。在上为表，在下为里；浮为在表，沉为在里。

·平人得病所起脉第十四[①]·

何以知春得病？无肝脉也。无心脉，夏得病；无肺脉，秋得病；无肾脉，冬得病；无脾脉，四季之月得病。

假令肝病者，西行，若食鸡肉得之，当以秋时发，得病以庚辛日也。家有腥死，女子见之，以明要为灾。不者，若感金银物得之。

假令脾病，东行，若食雉兔肉及诸木果实得之。不者，当以春时发，得病以甲乙日也。

假令心病，北行，若食豚、鱼得之。不者，当以冬时发，得病以壬癸日也。

假令肺病，南行，若食马肉及獐鹿肉得之。不者，当以夏时发，得病以丙丁日也。

假令肾病，中央，若食牛肉及诸土中物得之。不者，当以长夏时发，得病以戊己日也。

假令得王脉，当于县官家得之。

---

① 脉：原无，据本书底本目录补。

假令得相脉，当于嫁娶家得之，或相庆贺者得之。

假令得胎脉，当于产乳家得之。

假令得囚脉，当于囚徒家得之。

假令得休脉，其人素有宿病，不治自愈。

假令得死脉，当于死丧家感伤得之。

何以知人露卧得病？阳中有阴也。

何以知人夏月得病？诸阳入阴也。

何以知人食饮中毒？浮之无阳，微细之不可知也，但有阴脉，来疾去疾，此相为水气之毒也。脉迟者，食干物得之。

·诊病将差难已脉第十五·

问曰：假令病人欲差，脉而知愈，何以别之？师曰：寸关尺大小迟疾浮沉同等，虽有寒热不解者，此脉阴阳为平复，当自愈。

人病，其寸口之脉与人迎之脉大小及浮沉等者，病难已。

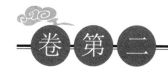

·平三关阴阳二十四气脉第一·

左手关前寸口阳绝者，无小肠脉也。苦脐痹，小腹中有癥瘕，王月即冷上抢心。刺手心主经，治阴。心主在掌后横理中。**即太陵穴也。**

左手关前寸口阳实者，小肠实也。苦心下急痹。**一作急痛。**小肠有热，小便赤黄。刺手太阳经，治阳。**一作"手少阳"者，非。**太阳在手小指外侧本节陷中。**即后溪穴也。**

左手关前寸口阴绝者，无心脉也。苦心下毒痛，掌中热，时时善呕，口中伤烂。刺手太阳经，治阳。

左手关前寸口阴实者，心实也。苦心下有水气，忧恚发之。刺手心主经，治阴。

左手关上阳绝者，无胆脉也。苦膝疼，口中苦，眯目善畏，如见鬼状，多惊，少力。刺足厥阴经，治阴。在足大指间。**即行间穴也。**或刺三毛中。

左手关上阳实者，胆实也。苦腹中实不安，身躯习习也。刺足少阳经，治阳。在足上第二指本节后一寸。**第二指当云小指、次指，即临泣穴也。**

左手关上阴绝者，无肝脉也。苦癃，遗溺，难言，胁下有邪气，善吐。刺足少阳经，治阳。

左手关上阴实者，肝实也。苦肉中痛，动善转筋。刺足厥阴经，治阴。

左手关后尺中阳绝者，无膀胱脉也。苦逆冷，妇人月使不调，王月则闭，男子失精，尿有余沥。刺足少阴经，治阴。在足内踝下动脉。**即太溪**

穴也。

左手关后尺中阳实者，膀胱实也。苦逆冷，胁下有邪气相引痛。刺足太阳经，治阳。在足小指外侧本节后陷中。**即束骨穴也①**。

左手关后尺中阴绝者，无肾脉也。苦足下热，两髀里急，精气竭少，劳倦所致。刺足太阳经，治阳。

左手关后尺中阴实者，肾实也。苦恍惚，健忘，目视䀮䀮，耳聋怅怅，善鸣。刺足少阴经，治阴。

右手关前寸口阳绝者，无大肠脉也。苦少气，心下有水气，立秋节即咳。刺手太阴经，治阴。在鱼际间。**即太渊穴也**。

右手关前寸口阳实者，大肠实也。苦肠中切痛，如锥刀所刺，无休息时。刺手阳明经，治阳。在手腕中。**即阳溪穴也**。

右手关前寸口阴绝者，无肺脉也。苦短气咳逆，喉中塞，噫逆。刺手阳明经，治阳。

右手关前寸口阴实者，肺实也。苦少气，胸中满彭彭，与肩相引。刺手太阴经，治阴。

右手关上阳绝者，无胃脉也。苦吞酸，头痛，胃中有冷。刺足太阴经，治阴。在足大指本节后一寸。**即公孙穴也**。

右手关上阳实者，胃实也。苦肠中伏伏，**一作愊愊**。不思食物，得食不能消。刺足阳明经，治阳。在足上动脉。**即冲阳穴也**。

右手关上阴绝者，无脾脉也。苦少气，下利，腹满，身重，四肢不欲动，善呕。刺足阳明经，治阳。

右手关上阴实者，脾实也。苦肠中伏伏如坚状，大便难。刺足太阴经，治阴。

右手关后尺中阳绝者，无子户脉也。苦足逆寒，绝产，带下，无子，阴中寒。刺足少阴经，治阴。

右手关后尺中阳实者，膀胱实也。苦少腹满，引腰痛。刺足太阳经，治阳。

右手关后尺中阴绝者，无肾脉也。苦足逆冷，上抢胸痛，梦入水见鬼，善厌寐，黑色物来掩人上。刺足太阳经，治阳。

右手关后尺中阴实者，肾实也。苦骨疼，腰脊痛，内寒热。刺足少阴

---

① 束：原作"刺"，据影宋本、元本改。

经，治阴。

上阴阳二十四气脉证。

·平人迎神门气口前后脉第二·

心实

左手寸口人迎以前脉阴实者，手厥阴经也。病苦闭，大便不利，腹满，四肢重，身热，苦胃胀，刺三里。

心虚

左手寸口人迎以前脉阴虚者，手厥阴经也。病苦悸恐，不乐，心腹痛，难以言，心如寒，状恍惚。

小肠实

左手寸口人迎以前脉阳实者，手太阳经也。病苦身热，热来去，汗出一作汗不出而烦，心中满，身重，口中生疮。

小肠虚

左手寸口人迎以前脉阳虚者，手太阳经也。病苦颅际偏头痛，耳颊痛。

心小肠俱实

左手寸口人迎以前脉阴阳俱实者，手少阴与太阳经俱实也。病苦头痛，身热，大便难，心腹烦满，不得卧，以胃气不转，水谷实也。

心小肠俱虚

左手寸口人迎以前脉阴阳俱虚者，手少阴与太阳经俱虚也。病苦寒，少气，四肢厥，肠澼，洞泄。

肝实

左手关上脉阴实者，足厥阴经也。病苦心下坚满，常两胁痛，自忿忿如怒状。

肝虚

左手关上脉阴虚者，足厥阴经也。病苦胁下坚，寒热，腹满，不欲饮食，腹胀，悒悒不乐，妇人月经不利，腰腹痛。

胆实

左手关上脉阳实者，足少阳经也。病苦腹中气满，饮食不下，咽干，头重痛，洒洒恶寒，胁痛。

胆虚

左手关上脉阳虚者，足少阳经也，病苦眩、厥、痿，足指不能摇，躄，坐不能起，僵仆，目黄，失精，眒眒。

肝胆俱实

左手关上脉阴阳俱实者，足厥阴与少阳经俱实也。病苦胃胀，呕逆，食不消。

肝胆俱虚

左手关上脉阴阳俱虚者，足厥阴与少阳经俱虚也。病苦恍惚，尸厥不知人，妄见，少气，不能言，时时自惊。

肾实

左手尺中神门以后脉阴实者，足少阴经也。病苦膀胱胀闭，少腹与腰脊相引痛。

左手尺中神门以后脉阴实者，足少阴经也。病苦舌燥，咽肿，心烦，嗌干，胸胁时痛，喘咳，汗出，小腹胀满，腰背强急，体重骨热，小便赤黄，好怒好忘，足下热疼，四肢黑，耳聋。

肾虚

左手尺中神门以后脉阴虚者，足少阴经也。病苦心中闷，下重，足肿不可以按地。

膀胱实

左手尺中神门以后脉阳实者，足太阳经也。病苦逆满，腰中痛，不可俯仰，劳也。

膀胱虚

左手尺中神门以后脉阳虚者，足太阳经也。病苦脚中筋急，腹中痛引腰背，不可屈伸，转筋，恶风，偏枯，腰痛，外踝后痛。

肾膀胱俱实

左手尺中神门以后脉阴阳俱实者，足少阴与太阳经俱实也。病苦脊强，反折，戴眼，气上抢心，脊痛，不能自反侧。

肾膀胱俱虚

左手尺中神门以后脉阴阳俱虚者，足少阴与太阳经俱虚也。病苦小便利，心痛，背寒，时时少腹满。

肺实

右手寸口气口以前脉阴实者，手太阴经也。病苦肺胀，汗出若露，上气喘逆，咽中塞，如欲呕状。

肺虚

右手寸口气口以前脉阴虚者，手太阴经也。病苦少气不足以息，嗌干，不朝津液。

大肠实

右手寸口气口以前脉阳实者，手阳明经也。病苦腹满，善喘咳，面赤身热，咽喉中如核状。

大肠虚

右手寸口气口以前脉阳虚者，手阳明经也。病苦胸中喘，肠鸣，虚渴，唇口干，目急，善惊，泄白。

肺大肠俱实

右手寸口气口以前脉阴阳俱实者，手太阴与阳明经俱实也。病苦头痛，目眩，惊狂，喉痹痛，手臂卷，卷，一作倦，一作蹑。唇吻不收。

肺大肠俱虚

右手寸口气口以前脉阴阳俱虚者，手太阴与阳明经俱虚也。病苦耳鸣嘈嘈，时妄见光明，情中不乐，或如恐怖。

脾实

右手关上脉阴实者，足太阴经也。病苦足寒胫热，腹胀满，烦扰不得卧。

脾虚

右手关上脉阴虚者，足太阴经也。病苦泄注，腹满，气逆，霍乱呕吐，黄疸，心烦不得卧，肠鸣。

胃实

右手关上脉阳实者，足阳明经也。病苦腹中坚痛而热，《千金》作病苦头痛。汗不出，如温疟，唇口干，善哕，乳痈，缺盆腋下肿痛。

胃虚

右手关上脉阳虚者，足阳明经也。病苦胫寒，不得卧，恶寒洒洒，目急，腹中痛，虚鸣，《外台》作耳虚鸣。时寒时热，唇口干，面目浮肿。

脾胃俱实

右手关上脉阴阳俱实者，足太阴与阳明经俱实也。病苦脾胀腹坚，抢胁下痛，胃气不转，大便难，时反泄利，腹中痛，上冲肺肝，动五脏，并喘鸣，多惊，身热，汗不出，喉痹，精少。

脾胃俱虚

右手关上脉阴阳俱虚者，足太阴与阳明经俱虚也。病苦胃中如空状，少气不足以息，四逆寒，泄注不已。

肾实

右手尺中神门以后脉阴实者，足少阴经也。病苦痹，身热，心痛，脊胁相引痛，足逆热烦。

肾虚

右手尺中神门以后脉阴虚者，足少阴经也。病苦足胫小弱，恶风寒，脉代绝，时不至，足寒，上重下轻，行不可以按地，少腹胀满，上抢胸，胁痛引胁下。

膀胱实

右手尺中神门以后脉阳实者，足太阳经也。病苦转胞，不得小便，头眩痛，烦满，脊背强。

膀胱虚

右手尺中神门以后脉阳虚者，足太阳经也。病苦肌肉振动，脚中筋急，耳聋忽忽不闻，恶风，飕飕作声。

肾膀胱俱实

右手尺中神门以后脉阴阳俱实者，足少阴与太阳经俱实也。病苦癫疾，头重，与目相引痛厥，欲起走，反眼，大风，多汗。

肾膀胱俱虚

右手尺中神门以后脉阴阳俱虚者，足少阴与太阳经俱虚也。病苦心痛，若下重不自收，篡反出，时时苦洞泄，寒中泄，肾、心俱痛。**一说云：肾有左右，而膀胱无二。今用当以左肾合膀胱，右肾合三焦。**

·平三关病候并治宜第三·

寸口脉浮，中风，发热，头痛。宜服桂枝汤、葛根汤，针风池、风府，向火灸身，摩治风膏，覆令汗出。

寸口脉紧，苦头痛，骨肉疼，是伤寒。宜服麻黄汤发汗，针眉冲、颞颥，摩治伤寒膏。

寸口脉微，苦寒，为衄。宜服五味子汤，摩茱萸膏，令汗出。

寸口脉数，即为吐，以有热在胃脘，熏胸中。宜服药吐之，及针胃脘，服除热汤。若是伤寒七八日至十日，热在中，烦满渴者，宜服知母汤。

寸口脉缓，皮肤不仁，风寒在肌肉。宜服防风汤，以药薄熨之，摩以风膏，灸诸治风穴。

寸口脉滑，阳实，胸中壅满，吐逆，宜服前胡汤，针太阳、巨阙，泻之。

寸口脉弦，心下愊愊，微头痛，心下有水气。宜服甘遂丸，针期门，泻之。

寸口脉弱，阳虚，自汗出而短气。宜服茯苓汤、内补散，适饮食消息，勿极劳。针胃管①，补之。

寸口脉涩，是胃气不足。宜服干地黄汤，自养，调和饮食，针三里，补之。**三里一作胃管。**

寸口脉芤，吐血；微芤者，衄血。空虚，血去故也。宜服竹皮汤、黄耆

---

① 管：通"脘"。下同。

汤，灸膻中。

寸口脉伏，胸中逆气，噎塞不通，是胃中冷气上冲心胸。宜服前胡汤、大三建丸，针巨阙、上管，灸膻中。

寸口脉沉，胸中引胁痛，胸中有水气。宜服泽漆汤，针巨阙，泻之。

寸口脉濡，阳气弱，自汗出，是虚损病。宜服干地黄汤，薯蓣丸、内补散、牡蛎散并粉，针太冲，补之。

寸口脉迟，上焦有寒，心痛咽酸、吐酸水。宜服附子汤、生姜汤、茱萸丸，调和饮食以暖之。

寸口脉实，即生热，在脾肺，呕逆气塞；虚，即生寒，在脾胃，食不消化。有热，即宜服竹叶汤、葛根汤；有寒，即宜服茱萸丸、生姜汤。

寸口脉细，发热，呕吐①。宜服黄芩龙胆汤。吐不止，宜服橘皮桔梗汤，灸中府。

寸口脉洪大，胸胁满。宜服生姜汤、白薇丸，亦可紫菀汤下之，针上管、期门、章门。

上上部寸口十七条。

关脉浮，腹满不欲食。浮为虚满，宜服平胃丸、茯苓汤、生姜前胡汤，针胃脘，先泻后补之。

关脉紧，心下苦满急痛。脉紧者为实，宜服茱萸当归汤，又大黄汤，两治之，良。针巨阙、下管，泻之。《千金》云：服茱萸当归汤，又加大黄二两佳。

关脉微，胃中冷，心下拘急。宜服附子汤、生姜汤、附子丸，针巨阙，补之。

关脉数，胃中有客热。宜服知母丸、除热汤，针巨阙、上管，泻之。

关脉缓，其人不欲食，此胃气不调，脾气不足。宜服平胃丸、补脾汤，针章门，补之。

关脉滑，胃中有热。滑为热实，以气满故不欲食，食即吐逆。宜服紫菀汤下之，大平胃丸，针胃管，泻之。《千金》云：宜服朴硝麻黄汤、平胃丸。

关脉弦，胃中有寒，心下厥逆，此以胃气虚故尔。宜服茱萸汤，温调饮食，针胃脘，补之。

关脉弱，胃气虚，胃中有客热。脉弱为虚热作病。其说云：有热不可大攻之，热去则寒起。止宜服竹叶汤，针胃脘，补之。

---

① 呕：原作"吸"，据守山阁本及《千金要方》改。

关脉涩，血气逆冷。脉涩为血虚，以中焦有微热。宜服干地黄汤、内补散，针足太冲上，补之。

关脉芤，大便去血数升者，以膈腧伤故也。宜服生地黄并生竹皮汤，灸膈腧。若重下去血者，针关元；甚者，宜服龙骨丸，必愈。

关脉伏，中焦有水气，溏泄。宜服水银丸，针关元，利小便，溏泄便止。

关脉沉，心下有冷气，苦满吞酸。宜服白薇茯苓丸、附子汤，针胃脘，补之。

关脉濡，苦虚冷，脾气弱，重下病。宜服赤石脂汤、女萎丸，针关元，补之。

关脉迟，胃中寒，宜服桂枝丸、茱萸汤，针胃脘，补之。

关脉实，胃中痛。宜服栀子汤、茱萸乌头丸，针胃脘，补之。

关脉牢，脾胃气塞，盛热，即腹满响响。宜服紫菀丸、泻脾丸，针灸胃脘，泻之。

关脉细，脾胃虚，腹满。宜服生姜茱萸蜀椒汤、白薇丸，针灸三管。

关脉洪，胃中热，必烦满。宜服平胃丸，针胃脘。先泻后补之。

上中部关脉十八条。

尺脉浮，下热风，小便难。宜服瞿麦汤、滑石散，针横骨、关元，泻之。

尺脉紧，脐下痛。宜服当归汤，灸天枢，针关元，补之。

尺脉微，厥逆，小腹中拘急，有寒气。宜服小建中汤，**一本更有四顺汤**。针气海。

尺脉数，恶寒，脐下热痛，小便赤黄。宜服鸡子汤、白鱼散，针横骨，泻之。

尺脉缓，脚弱下肿，小便难，有余沥。宜服滑石散、瞿麦汤，针横骨，泻之。

尺脉滑，血气实，妇人经脉不利，男子溺血。宜服朴硝煎、大黄汤，下去经血，针关元，泻之。

尺脉弦，小腹疼，小腹及脚中拘急。宜服建中汤、当归汤，针气海，泻之。

尺脉弱，阳气少，发热骨烦。宜服前胡汤、干地黄汤、茯苓汤，针关元，补之。

尺脉涩，足胫逆冷，小便赤。宜服附子四逆汤，针足太冲，补之。

尺脉芤，下焦虚，小便去血。宜服竹皮生地黄汤，灸丹田、关元，亦针补之。

尺脉伏，小腹痛，癥疝，水谷不化。宜服大平胃丸、桔梗丸，针关元，补之。**桔梗丸，一云结肠丸。**

尺脉沉，腰背痛。宜服肾气丸，针京门，补之。

尺脉濡，苦小便难。《千金》云：**脚不收风痹。**宜服瞿麦汤、白鱼散，针关元，泻之。

尺脉迟，下焦有寒。宜服桂枝丸，针气海、关元，补之。

尺脉实，小腹痛，小便不禁。宜服当归汤，加大黄一两，以利大便；针关元，补之，止小便。

尺脉牢，腹满，阴中急。宜服葶苈子茱萸丸，针丹田、关元、中极。

上下部尺脉十六条。

·平奇经八脉病第四·

脉有奇经八脉者，何谓也？然：有阳维、阴维，有阳蹻、阴蹻，有冲、有督、有任、有带之脉。凡此八脉者，皆不拘于经，故曰奇经八脉也。经有十二，络有十五，凡二十七气，相随上下，何独不拘于经也？然：圣人图设沟渠，通利水道，以备不虞。天雨降下，沟渠溢满，霶霈妄行，当此之时，圣人不能复图也。此络脉流溢，诸经不能复拘也。

奇经八脉者，既不拘于十二经，皆何起何系也？然：阳维者，起于诸阳之会；阴维者，起于诸阴之交。阳维、阴维者，维络于身，溢畜不能环流溉灌诸经者也。阳蹻者，起于跟中，循外踝而上行，入风池。阴蹻者，亦起于跟中，循内踝而上行，至咽喉，交贯冲脉。冲脉者，起于关元，循腹里直上，至咽喉中。一云：冲脉者，起于气冲，并阳明之经，夹脐上行，至胸中而散也。督脉者，起于下极之输，并于脊里，循背上，至风府。冲脉者，阴脉之海也；督脉者，阳脉之海也。任脉者，起于胞门、子户，夹脐上行，至胸中。一云：**任脉者，起于中极之下，以上毛际，循腹里，上关元，至咽喉。**带脉者，起于季肋，回身一周。此八者，皆不系于十二经，故曰奇经八脉者也。

奇经之为病何如？然：阳维维于阳，阴维维于阴。阴阳不能相维，怅然失志，容容不能自收持。怅然者，其人惊，即维脉缓，缓则令身不能自收持，即失志善忘恍惚也。阳维为病，苦寒热；阴维为病，苦心痛。阳维为卫，卫为寒热。阴维为荣，荣为血，血者主心，故心痛也。阴跷为病，阳缓而阴急；阴跷在内踝，病即其脉急，当从内踝以上急，外踝以上缓。阳跷为病，阴缓而阳急。阳跷在外踝，病即其脉急，其人当从外踝以上急，内踝以上缓。冲之为病，逆气而里急。冲脉从关元至咽喉，故其为病逆气而里急。督之为病，脊强而厥。督脉在脊，病即其脉急，故令脊强也。任之为病，其内苦结，男子为七疝，女子为瘕聚。任脉起于胞门、子户，故其病结为七疝、瘕聚。带之为病，苦腹满，腰容容若坐水中状。带脉者，回带人之身体，病即其脉缓，故令腰容容也。此奇经八脉之为病也。

诊得阳维脉浮者，暂起目眩，阳盛实，苦肩息，洒洒如寒。

诊得阴维脉沉大而实者，苦胸中痛，胁下支满，心痛。

诊得阴维如贯珠者，男子两胁实，腰中痛；女子阴中痛，如有疮状。

诊得带脉，左右绕脐腹腰脊痛，冲阴股也。

两手脉浮之俱有阳，沉之俱有阴，阴阳皆实盛者，此为冲、督之脉也。冲、督之脉者，十二经之道路也。冲、督用事则十二经不复朝于寸口，其人皆苦恍惚狂痴，不者，必当由豫，有两心也。

两手阳脉浮而细微，绵绵不可知，俱有阴脉，亦复细绵绵，此为阴跷、阳跷之脉也。此家曾有病鬼魅风死，苦恍惚，亡人为祸也。

诊得阳跷，病拘急；阴跷，病缓。

尺寸俱浮，直上直下，此为督脉。腰背强痛，不得俯仰，大人癫病，小儿风痫疾。

脉来中央浮，直上下痛者，督脉也。动苦腰背膝寒，大人癫，小儿痫也，灸顶上三丸。

尺寸脉俱牢，一作弘。直上直下，此为冲脉。胸中有寒疝也。

脉来中央坚实，径至关者，冲脉也。动苦少腹痛，上抢心，有瘕疝，绝孕，遗矢、溺①，胁支满烦也。

横寸口边丸丸，此为任脉。苦腹中有气如指，上抢心，不得俯仰，拘急。

脉来紧细实长至关者，任脉也。动苦少腹绕脐，下引横骨，阴中切痛。取脐下三寸。

---

① 矢：原作"失"，据影宋本改。

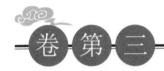

· 肝胆部第一 ·

　　肝象木，肝于五行象木。与胆合为腑。胆为清净之腑。其经足厥阴，厥阴肝脉。与足少阳为表里。少阳，胆脉也，脏阴腑阳，故为表里。其脉弦，弦，肝脉之大形也。其相冬三月，冬水王木相。王春三月，废夏三月，夏火王木废。囚季夏六月，季夏土王木囚。死秋三月。秋金王木死。其王日甲乙，王时平旦、日出；并木也。其困日戊己，困时食时、日昳；并土也。其死日庚辛，死时晡时、日入。并金也。其神魂，肝之所藏者魂。其主色，其养筋，肝气所养者筋。其候目，肝候出目，故肝实则目赤。其声呼，其色青，其臭臊，《月令》云：其臭膻。其液泣，泣出肝。其味酸，其宜苦，苦，火味也。其恶辛。辛，金味。肝俞在背第九椎，募在期门；直两乳下二肋端。胆俞在背第十椎，募在日月。穴在期门下五分。

　　上新撰。并出《素问》诸经。昔人撰集，或混杂相涉，烦而难了，今钞事要分别五脏，各为一部。

　　冬至之后得甲子，少阳起于夜半，肝家王。冬至者，岁终之节。甲子日者，阴阳更始之数也。少阳，胆也。胆者，木也，生于水，故起夜半；其气常微少，故言少阳。云夜半子者，水也。肝者，东方木。肝与胆为脏腑，故王东方，应木行也。万物始生，其气来软而弱，宽而虚，春少阳气，温和软弱，故万物日生焉。故脉为弦。肝气养于筋，故其脉弦，弦亦法木体弦也。软即不可发汗，弱即不可下。宽者开，开者通，通者利，故名曰宽而虚。言少阳始起尚软弱，人荣卫腠理开通，发即汗出不止；不可下，下之而泄利不禁。故言宽虚、通利也。春以胃气为本，不可犯也。胃者，土也，万物禀土而生，胃亦养五脏，故肝王以胃气为本也。不可犯者，不可伤也。

上四时经。

黄帝问曰：春脉如弦，何如而弦？岐伯曰：春脉肝也，东方木也，万物之所以始生也，故其气来濡弱轻虚而滑，端直以长，故曰弦。反此者病。黄帝曰：何如而反？岐伯曰：其气来实而强，此为太过，病在外；其气来不实而微，此为不及，病在中。黄帝曰：春脉太过与不及，其病皆何如？岐伯曰：太过则令人善忘，忘当作怒。忽忽眩冒而癫疾；不及则令人胸胁痛引背，下则两胁胠满。黄帝曰：善。

肝脉来濡弱招招，如揭竿末梢，曰平。《巢源》云：绰绰如按琴瑟之弦，如揭长竿，曰平。春以胃气为本。肝脉来盈实而滑，如循长竿，曰肝病；肝脉来急而益劲，如新张弓弦，曰肝死。

真肝脉至，中外急，如循刀刃，责责然《巢源》云：赜赜然如按琴瑟弦，色青白不泽，毛折，乃死。

春胃微弦曰平，弦多胃少曰肝病，但弦无胃曰死。有胃而毛，曰秋病；毛甚，曰今病。

肝藏血，血舍魂。悲哀动中则伤魂，魂伤则狂妄不精，不敢正当人，不精不敢正当人，一作其精不守，令人阴缩。阴缩而筋挛，两胁骨不举，毛悴色夭，死于秋。

春肝木王，其脉弦细而长，名曰平脉也。反得浮涩而短者，《千金》云：微涩而短。是肺之乘肝，金之克木，为贼邪，大逆，十死不治。一本云：日、月、年数至三，忌庚辛。反得洪大而散者，《千金》云：浮大而洪。是心之乘肝，子之扶母，为实邪，虽病自愈。反得沉濡而滑者，是肾之乘肝，母之归子，为虚邪，虽病易治。反得大而缓者，是脾之乘肝，土之陵木，为微邪，虽病即差。

肝脉来濯濯如倚竿，如琴瑟之弦，再至，曰平；三至，曰离经，病；四至，脱精；五至，死；六至，命尽。足厥阴脉也。

肝脉急甚，为恶言；微急，为肥气，在胁下若覆杯；缓甚则为善呕；微缓，为水瘕痹；大甚，为内痈，善呕衄；微大，为肝痹，阴缩①，咳引少腹；小甚，为多饮；微小，为消瘅；滑甚，为癫疝；微滑，为遗溺；涩甚，为淡饮；微涩，为瘛疭挛筋。

---

① 阴：原无，据守山阁本补。

足厥阴气绝则筋缩，引卵与舌。厥阴者，肝脉也。肝者，筋之合也。筋者，聚于阴器而脉络于舌本。故脉弗营则筋缩急，筋缩急则引舌与卵。故唇青、舌卷、卵缩，则筋先死。庚笃辛死，金胜木也。

肝死脏，浮之脉弱，按之中如索不来，或曲如蛇行者，死。

上《素问》、《针经》、张仲景。

· 心小肠部第二 ·

心象火，与小肠合为腑。小肠为受盛之腑也。其经手少阴，手少阴，心脉也。与手太阳为表里。手太阳，小肠脉也。其脉洪，洪，心脉之大形。其相春三月，木王火相。王夏三月，废季夏六月，囚秋三月，金王火囚。死冬三月。水王火死。其王日丙丁，王时禺中、日中；其困日庚辛，困时晡时、日入；其死日壬癸，死时人定、夜半。其藏神，心之所藏者神也。其主臭，其养血，心气所养者血。其候舌，其声言，言由心出，故主言。其色赤，其臭焦，其液汗，其味苦，其宜甘，甘，脾味也。其恶咸。咸，肾味也。心俞在背第五椎，或云第七椎。募在巨阙；在心下一寸。小肠俞在背第十八椎，募在关元。脐下三寸。

上新撰。

心者，南方火。心主血，其色赤，故以夏王于南方，应火行。万物洪盛，垂枝布叶，皆下垂如曲，故名曰钩。心王之时，太阳用事，故草木茂盛，枝叶布舒，皆下垂曲，故谓之钩也。心脉洪大而长，洪则卫气实，实则气无从出。脉洪者卫气实，实则腠理密，密则气无从出。大则荣气萌，萌洪相薄，可以发汗，故名曰长。荣者血也，"萌"当为"明"字之误耳，血王故明且大也。荣明卫实，当须发动，通其津液也。长洪相得，即引水浆，溉灌经络，津液皮肤。夏热阳气盛，故其人引水浆，润灌肌肤，以养皮毛，犹草木须雨泽以长枝叶。太阳洪大，皆是母躯，幸得戊己，用牢根株。太阳夏火，春木为其母。阳得春始生，名曰少阳。到夏洪盛，名曰太阳，故言是母躯也。戊己土也，土为火子，火王即土相，故用牢根株也。阳气上出，汗见于头。五月枯薪，胞中空虚，医反下之，此为重虚也。月当为内，薪当为干，枯燥也。皆字误耳。"内"字似"月"，由来远矣，遂以传焉。人头者，诸阳之会。夏时饮水浆，上出为汗，先从头流于身躯，以实其表，是以五内干枯，燥则胞中空虚，津液少也。胞者膀胱，津液之腑也。

愚医不晓，故反下之，令重虚也。脉浮有表无里，阳无所使，阳盛脉浮，宜发其汗，而反下之，损于阴气。阳为表，阴为里。经言：阳为阴使，阴为阳守，相须而行。脉浮，故无里也。治之错逆，故令阴阳离别，不能复相朝使。不但危身，并中其母。言下之不但伤心，并复中肝。

上四时经。

黄帝问曰：夏脉如钩，何如而钩？岐伯曰：夏脉心也，南方火也，万物之所以盛长也。故其气来盛去衰，故曰钩。反此者病。黄帝曰：何如而反？岐伯曰：其气来盛去亦盛，此谓太过，病在外；其来不盛去反盛，此谓不及，病在中。黄帝曰：夏脉太过与不及，其病皆何如？岐伯曰：太过则令人身热而肤痛，为浸淫；不及则令人烦心，上见咳唾，下为气泄。帝曰：善。

心脉来累累如连珠，如循琅玕，曰平。夏以胃气为本。心脉来喘喘《甲乙》作累累连属，其中微曲，曰心病。心脉来前曲后居，如操带钩，曰心死。

真心脉至，坚而搏，如循薏苡子，累累然，其色赤黑不泽，毛折，乃死。

夏胃微钩曰平，钩多胃少曰心病，但钩无胃曰死。有胃而石曰冬病，石甚曰今病。

心藏脉，脉舍神。怵惕思虑则伤神，神伤则恐惧自失，破䐃脱肉，毛悴色夭，死于冬。

夏心火王，其脉洪《千金》作浮大而洪大而散，名曰平脉。反得沉濡而滑者，是肾之乘心，水之克火，为贼邪，大逆，十死不治。一本云：日、月、年数至二，忌壬癸。反得大而缓者，是脾之乘心，子之扶母，为实邪，虽病自愈。反得弦细而长者，是肝之乘心，母之归子，为虚邪，虽病易治。反得浮《千金》浮作微涩而短者，是肺之乘心，金之陵火，为微邪，虽病即差。

心脉来累累如贯珠滑利，再至，曰平；三至，曰离经，病；四至，脱精；五至，死；六至，命尽。手少阴脉也。

心脉急甚，为瘛疭；微急，为心痛引背，食不下。缓甚为狂笑；微缓，为伏梁，在心下，上下行，时唾血。大甚，为喉介；微大，为心痹引背，善泪出。小甚，为善哕；微小，为消瘅。滑甚，为善渴；微滑，为心疝引脐，小腹鸣。涩甚，为喑；微涩，为血溢，维厥，耳鸣，癫疾。

手少阴气绝则脉不通。少阴者，心脉也。心者，脉之合也。脉不通则血不流，血不流则发色不泽，故其面黑如漆柴者，血先死。壬笃癸死，水胜火也。

心死脏，浮之脉实，如豆麻击手，按之益躁疾者，死。

上《素问》、《针经》、张仲景。

·脾胃部第三·

　　脾象土，与胃合为腑。胃为水谷之腑。其经足太阴，太阴，脾之脉也。与足阳明为表里。阳明胃脉。其脉缓，缓，脾脉之大形也。其相夏三月，火王土相。王季夏六月，废秋三月，囚冬三月，死春三月。其王日戊己，王时食时、日昳；困日壬癸，困时人定、夜半；其死日甲乙，死时平旦、日出。并木时也。其神意，其主味，其养肉，其候口，其声歌，其色黄，其臭香，其液涎，其味甘，其宜辛，其恶酸。脾俞在背第十一椎，募在章门；季肋端是。胃俞在背第十二椎，募在太仓。

　　上新撰。

　　脾者土也，敦而福。敦者，厚也，万物众色不同，脾主水谷，其气微弱，水谷不化。脾为土行，王于季夏，土性敦厚，育养万物。当此之时，草木备具，枝叶茂盛，种类众多，或青、黄、赤、白、黑色，各不同矣。故名曰得①。福者广，土生养万物，当此之时，脾则同禀诸脏，故其德为广大。万物悬根住茎，其叶在巅，蜎蜚蠕动，蚑蟯喘息，皆蒙土恩。悬根住茎，草木之类也。其次则蟒蚋几微之虫，因阴阳气变化而生者也。喘息，有血脉之类也。言普天之下，草木昆虫，无不被蒙土之恩福也。德则为缓，恩则为迟，故令太阴脉缓而迟，尺寸不同。太阴脾也，言脾王之时脉缓而迟。尺寸不同者，尺迟而寸缓也。酸咸苦辛，大一作土沙一作涉，一作妙而生，互行其时，而以各行，皆不群行，尽可常服。肝酸、肾咸、心苦、肺辛涩，皆四脏之味也。脾主调和五味以禀四脏，四脏受味于脾，脾王之时，其脉涉（一作沙，一作妙），达于肌肉之中，互行人身躯，乃复各行，随其四肢使其气周匝，荣诸脏腑，以养皮毛，皆不群行至一处也。故言尽可常服也。土寒则温，土热则凉。冬阳气在下，土中温暖。夏阴气在下，土中清凉。脾气亦然。土有一子，名之曰金，怀挟抱之，不离其身。金乃畏火，恐热来熏，遂弃其母，逃归水中。水自金子，而藏火神，闭门塞户，内外不通，此

---

　　①　得：守山阁本作"德"，据注文所述，作"德"疑是。

谓冬时也。阳气在中，阳为火行，金性畏火，故恐熏之，金归水中而避火也。母子相得益盛。闭塞不通者，言水气充实，金在水中，此为强固，火无复得往克之者，神密之类也。土亡其子，其气衰微，水为洋溢，浸渍为池。一作其地。走击皮肤，面目浮肿，归于四肢。此为脾之衰损。土以防水，今土弱而水强，故水得陵之而妄行。愚医见水，直往下之，虚脾空胃，水遂居之，肺为喘浮。脾胃已病，宜扶养其气，通利水道。愚医不晓而往下之，此为重伤，水气遂更陵之，上侵胸中，肺得水而浮，故言喘浮。肝反畏肺，故下沉没。肺金肝木，此为相克，肺浮则实，必复克肝，故畏之沉没于下。下有荆棘，恐伤其身，避在一边，以为水流。荆棘，木之类。肝为木，今没在下则为荆棘。其身，脾也。脾为土，土畏木，是以避在下一边，避木也。水流者，水之流路也。土本克水，而今微弱，又复触木，无复制水，故水得流行。心衰则伏，肝微则沉，故令脉伏而沉。心火肝木，火则畏水而木畏金，金水相得，其气则实，克于肝心，故令二脏衰微，脉为沉伏也。工医来占，因转孔穴，利其溲便，遂通水道，甘液下流。亭其阴阳，喘息则微，汗出正流。肝著其根，心气因起，阳行四肢，肺气亭亭，喘息则安。转孔穴者，诸脏之荣卫转治使顺。甘液，脾之津液。亭其阴阳，得复其常所，故荣卫开通，水气消除，肝得还著其根株。肝、心为母子，肝著则心气得起，肺气平调，故言亭亭，端好之意也。肾为安声，其味为咸。肺主声，肾为其子，助于肺，故言安声。咸，肾味也。倚坐母败，洿臭如腥。金为水母，而归水中，此为母往从子，脾气反虚，五脏由此而相克贼，倚倒致败则洿臭而腥，故云然也。土得其子，则成为山。金得其母，名曰邱英。

上四时经。

黄帝问曰：四时之序，逆顺之变异也，然脾脉独何主？岐伯曰：脾者土也，孤脏以灌四旁者也。曰：然则脾善恶可得见乎？曰：善者不可得见，恶者可见。曰：恶者何如？曰：其来如水之流者，此谓太过，病在外；如鸟之喙，此谓不及，病在中。太过则令人四肢沉重不举；其不及，则令人九窍壅塞不通，名曰重强。

脾脉来而和柔相离，如鸡足践地，曰平。长夏以胃气为本。脾脉来实而盈数，如鸡举足，曰脾病。脾脉来坚兑，如鸟之喙，如鸟之距，如屋之漏，如水之溜，曰脾死。

真脾脉至，弱而乍疏乍散，一作数。色青黄不泽，毛折，乃死。

长夏胃微濡弱，曰平。弱多胃少，曰脾病；但弱无胃，曰死。濡弱有石，曰冬病；石甚，曰今病。

脾藏荣，荣舍意，愁忧不解则伤意，意伤则闷乱，四肢不举，毛悴色夭，死于春。

六月季夏建未，坤未之间，土之位，脾王之时。其脉大，阿阿而缓，名曰平脉。反得弦细而长者，是肝之乘脾，木之克土，为贼邪，大逆，十死不治。反得浮《千金》浮作微涩而短者，是肺之乘脾，子之扶母，为实邪，虽病自愈。反得洪大而散者，《千金》作浮大而洪。是心之乘脾，母之归子，为虚邪，虽病易治。反得沉濡而滑者，肾之乘脾，水之陵土，为微邪，虽病即差。

脾脉苌苌而弱，《千金》苌苌作长长。来疏去数，再至，曰平；三至，曰离经，病；四至，脱精；五至，死；六至，命尽。足太阴脉也。

脾脉急甚，为瘛疭；微急，为膈中满，食饮入而还出，后沃沫。缓甚，为痿厥；微缓，为风痿，四肢不用，心慧然若无病。大甚，为击仆；微大，为痞气，裹大脓血，在肠胃之外。小甚，为寒热；微小，为消瘅。滑甚，为癫癃；微滑，为虫毒蛕，肠鸣热。涩甚，为肠癀；微涩，为内溃，多下脓血也。

足太阴气绝，则脉不营其口唇。口唇者，肌肉之本也。脉不营则肌肉濡，肌肉濡则人中满，人中满则唇反，唇反肉先死。甲笃乙死，木胜土也。

脾死脏，浮之脉大缓，一作坚。按之中如覆杯，絜絜状如摇者，死。一作黎黎状如炙肉。

上《素问》、《针经》、张仲景。

· 肺大肠部第四 ·

肺象金，与大肠合为腑。大肠为传导之腑也。其经手太阴，手太阴，肺脉也。与手阳明为表里。手阳明，大肠脉也。其脉浮。浮，肺脉之大形也。其相季夏六月。季夏土王金相。其王秋三月，废冬三月，囚春三月，死夏三月。夏火王金死。其王日庚辛，王时晡时、日入；其困日甲乙，困时平旦、日出；其死日丙丁，死时禺中、日中。其神魄，其主声，其养皮毛，其候鼻，其声哭，其色白，其臭腥，其液涕，其味辛，其宜咸，其恶苦。肺俞在背第三椎，或云第五椎也。募在中府；直两乳上二肋间。大肠俞在背第十六椎，募在天枢。侠脐旁各一寸半。

上新撰。

肺者西方金，万物之所终。金性刚，故王西方，割断万物，万物是以皆终于秋也。宿叶落柯，萋萋枝条，其机然独在。其脉为微浮毛，卫气迟，萋萋者，零落之貌也，言草木宿叶得秋随风而落，但有枝条机然独在。此时阳气则迟，脉为虚微如毛也。荣气数。数则在上，迟则在下，故名曰毛。诸阳脉数，诸阴脉迟，荣为阴，不应数，反言荣气数，阴得秋节而升转在阳位，故一时数而在上也。此时阴始用事，阳即下藏，其气反迟，是以肺脉数散如毛也。阳当陷而不陷，阴当升而不升，为邪所中。阴阳交易，则不以时定，二气感激，故为风寒所中。阳中邪则卷，阴中邪则紧。卷则恶寒，紧则为栗，寒栗相薄，故名曰疟。弱则发热，浮乃来出，卷者，其人拘卷也；紧者，脉紧也。此谓初中风寒之时，脉紧，其人则寒，寒止而脉更微弱，弱则其人发热，热止则脉浮。浮者，疟解王脉出也。旦中旦发，暮中暮发。言疟发皆随其初中风邪之时也。脏有远近，脉有迟疾，周有度数，行有漏刻。脏，谓人五脏，肝、心、脾、肺、肾也。心肺在膈上，呼则其气出，是为近，呼为阳，其脉疾。肾、肝在膈下，吸则其气入，是为远也，吸为阴，其脉迟。度数，谓经脉之长短。周身行者，荣卫之行也。行阴、阳各二十五度，为一周也，以应漏下百刻也。迟在上，伤毛采；数在下，伤下焦。中焦有恶则见，有善则匿。秋则阳气迟，阴气数。迟当在下，数当在上，随节变，故言伤毛采也。人之皮毛，肺气所行。下焦在脐下，阴之所治也，其脉应迟，今反数，故言伤下焦。中焦，脾也，其平善之时脉常自不见，衰乃见耳。故云有恶则见也。阳气下陷，阴气自温。言阳气下陷，温养诸脏。阳反在下，阴反在巅，故名曰长而且留。阴阳交代，各顺时节，人血脉和平，言可长留竟一时。

上四时经。

黄帝问曰：秋脉如浮，何如而浮？岐伯对曰：秋脉肺也，西方金也，万物之所以收成也。故其气来轻虚而浮，其气来急去散，故曰浮。反此者病。黄帝曰：何如而反？岐伯曰：其气来毛而中央坚，两旁虚，此谓太过，病在外；其气来毛而微，此谓不及，病在中。黄帝曰：秋脉太过与不及，其病何如？岐伯曰：太过则令人气逆而背痛温温然，不及则令人喘，呼吸少气而咳，上气见血，下闻病音。

肺脉来厌厌聂聂，如落榆荚，曰肺平。秋以胃气为本，《难经》曰：厌厌聂聂，如循榆叶，曰春平脉。蔼蔼如车盖。按之益大，曰秋平脉。肺脉来不上不下，如循鸡羽，曰肺病。《巢源》无不字。肺脉来如物之浮，如风吹毛，曰肺死。

真肺脉至，大而虚，如以毛羽中人肤，色赤白不泽，毛折，乃死。

秋胃微毛，曰平；毛多胃少，曰肺病；但毛无胃，曰死。毛而有弦，曰春病；弦甚，曰今病。

肺藏气，气舍魄。喜乐无极则伤魄，魄伤则狂，狂者意不存人，皮革焦，毛悴色夭，死于夏。

秋金肺王。其脉浮《千金》浮作微涩而短，曰平脉。反得洪大而散者，《千金》作浮大而洪。是心之乘肺，火之克金，为贼邪，大逆，十死不治。一本云：日，月、年数至四，忌丙丁。反得沉濡而滑者，是肾之乘肺，子之扶母，为实邪，虽病自愈。反得大而缓者，是脾之乘肺，母之归子，为虚邪，虽病易治。反得弦细而长者，是肝之乘肺，木之陵金，为微邪，虽病即差。

肺脉来泛泛，轻如微风吹鸟背上毛，再至，曰平；三至，曰离经，病；四至，脱精；五至，死；六至，命尽。手太阴脉也。

肺脉急甚，为癫疾；微急，为肺寒热，怠惰，咳唾血，引腰背胸，苦鼻息肉不通。缓甚，为多汗；微缓，为痿、偏风，一作漏风。头以下汗出不可止。大甚，为胫肿；微大，为肺痹，引胸背，起腰内。小甚，为飧泄；微小，为消瘅。滑甚，为息贲，上气；微滑，为上下出血。涩甚，为呕血；微涩，为鼠瘘，在颈支腋之间，下不胜其上，其能喜酸。

手太阴气绝，则皮毛焦。太阴者，行气温皮毛者也，气弗营则皮毛焦，皮毛焦则津液去，津液去则皮节伤，皮节伤者则爪枯毛折，毛折者则气先死。丙笃丁死，火胜金也。

肺死脏，浮之虚，按之弱如葱叶，下无根者，死。

上《素问》、《针经》、张仲景。

·肾膀胱部第五·

肾象水，与膀胱合为腑。膀胱为津液之腑。其经足少阴，足少阴，肾脉也。与足太阳为表里。足太阳，膀胱脉也。其脉沉，沉，肾脉之大形也。其相秋三月，秋金王水相。其王冬三月，废春三月，囚夏三月，其死季夏六月。其王日壬癸，王时人定、夜半；其困日丙丁，困时禺中、日中；其死日戊己，死时食时、日昳。其神志，肾之所藏者志也。其主液，其养骨，其候耳，其声呻，其色黑，其臭腐，其液唾，其味咸，其宜酸，其恶甘。肾俞在背第十四椎，募在京门；膀胱俞在第十九椎，募在中极。横骨上一寸，在脐下五寸前陷者中。

上新撰。

肾者北方水，万物之所藏。冬则北方用事，王在三时之后，肾在四脏之下，故王北方也。万物春生、夏长、秋收、冬藏。百虫伏蛰，冬伏蛰不食之虫，言有百种也。阳气下陷，阴气上升。阳气中出，阴气烈为霜，遂不上升，化为雪霜，猛兽伏蛰，蜾虫匿藏。阳气下陷者，谓降于土中也。其气犹越而升出，阴气在上寒盛，阳气虽升而出不能自致，因而化作霜雪。或谓阳气中出，是十月则霜降。猛兽伏蛰者，盖谓龙蛇冬时而潜处。蜾虫，无毛甲者，得寒皆伏蛰，逐阳气所在，如此避冰霜，自温养也。其脉为沉。沉为阴，在里，不可发汗，发则蜾虫出，见其霜雪。阳气在下，故冬脉沉，温养于脏腑，此为里实而表虚，复从外发其汗，此为逆治，非其法也。犹百虫伏蛰之时，而反出土见于冰霜，必死不疑。逆治者死，此之谓也。阴气在表，阳气在脏，慎不可下，下之者伤脾，脾土弱即水气妄行，阳气在下，温养诸脏，故不可下也。下之既损于阳气，而脾胃复伤。土以防水，而今反伤之，故令水得盈溢而妄行也。下之者，如鱼出水，蛾入汤，言治病逆，则杀人，如鱼出水、蛾入汤火之中，即死。重客在里，慎不可熏，熏之逆客，其息则喘。重客者，犹阳气也。重者，尊重之貌也。阳位尊处于上，今一时在下，非其常所，故言客也。熏谓烧针，及以汤火之辈熏发其汗，如此则客热从外入，与阳气相薄，是为逆也。气上熏胸中，故令喘息。无持客热，令口烂疮。无持者，无以汤火发熏其汗也。熏之则火气入里为客热，故令其口生疮。阴脉且解，血散不通，正阳遂厥，阴不往从。血行脉中，气行脉外，五十周而复会，如环之无端也。血为阴，气为阳，相须而行。发其汗，使阴阳离别，脉为解散，血不得通。厥者，逆也，谓阳气逆而不复相朝使。治病失所，故阴阳错逆，可不慎耶？客热狂入，内为结胸。阴阳错乱，外热狂入，留结胸中也。脾气遂弱，清溲痢通。脾主水谷，其气微弱，水谷不化，下痢不息。清者，厕也。溲从水道出，而反清溲者，是谓下痢至厕也。

上四时经。

黄帝问曰：冬脉如营，何如而营？岐伯对曰：冬脉肾也，北方水也，万物之所以含藏，故其脉来沉而搏，《甲乙》作濡。故曰营。反此者病。黄帝曰：何如而反？岐伯曰：其气来如弹石者，此为太过，病在外；其去如数者，此谓不及，病在中。黄帝曰：冬脉太过与不及，其病皆如何？岐伯曰：太过则令人解㑊，脊脉痛而少气，不欲言；不及则令人心悬如病饥，眇中清，脊中痛，小腹满，小便黄赤。

肾脉来喘喘累累如钩，按之而坚，曰肾平。冬以胃气为本。肾脉来如引葛，按之益坚，曰肾病。肾脉来发如夺索，辟辟如弹石，曰肾死。

真肾脉至，搏而绝，如以指弹石，辟辟然，其色黑赤不泽，毛折，乃死。

冬胃微石，曰平；石多胃少，曰肾病；但石无胃，曰死。石而有钩，曰夏病；钩甚，曰今病。凡人以水谷为本，故人绝水谷则死，脉无胃气亦死。所谓无胃气者，但得真脏脉，不得胃气也。所谓脉不得胃气者，肝但弦，心但钩，胃但弱，肺但毛，肾但石也。

肾藏精，精舍志。盛怒而不止则伤志，志伤则善忘其前言，腰脊痛，不可以俯仰屈伸，毛悴色夭，死于季夏。

冬肾水王，其脉沉濡而滑，曰平脉。反得大而缓者，是脾之乘肾，土之克水，为贼邪，大逆，十死不治。一本云：日、月、年数至一，忌戊己。反得弦细而长者，是肝之乘肾，子之扶母，为实邪，虽病自愈。反得浮《千金》作微涩而短者，是肺之乘肾，母之归子，为虚邪，虽病易治。反得洪大而散者，《千金》作浮大而洪，是心之乘肾，火之陵水，为微邪，虽病即差。

肾脉沉细而紧，再至，曰平；三至，曰离经，病；四至，脱精；五至，死；六至，命尽。足少阴脉也。

肾脉急甚，为骨痿、癫疾；微急，为奔豚、沉厥，足不收，不得前后。缓甚，为折脊；微缓，为洞下，洞下者食不化，入咽还出。大甚，为阴痿；微大，为石水，起脐下以至小腹肿，垂垂然，上至胃脘，死不治。小甚，为洞泄；微小，为消瘅。滑甚，为癃癪；微滑，为骨痿，坐不能起，目无所见，视见黑花。涩甚，为大痈；微涩，为不月水，沉痔。

足少阴气绝则骨枯。少阴者，冬脉也，伏行而濡骨髓者也。故骨不濡则肉不能著骨也，骨肉不相亲则肉濡而却，肉濡而却故齿长而垢，发无泽。发无泽者，骨先死。戊笃己死，土胜水也。

肾死脏，浮之坚，按之乱如转丸，益下入尺中者，死。

上《素问》、《针经》、张仲景。

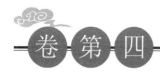

· 辨三部九候脉证第一 ·

经言：所谓三部者，寸、关、尺也；九候者，每部中有天、地、人也。上部主候从胸以上至头，中部主候从膈以下至气街，下部主候从气街以下至足。浮、沉、牢、结、迟、疾、滑、涩，各自异名，分理察之，勿急观变，所以别三部九候，知病之所起，审而明之。针灸亦然也。故先候寸脉中。"寸中"一作"十中于九"。浮在皮肤，沉细在里。昭昭天道，可得长久。

上部之候，牢、结、沉、滑，有积气在膀胱。微细而弱，卧引里急，头痛，咳嗽，逆气上下。心膈上有热者，口干渴燥。病从寸口邪入上者名曰解。脉来至，状如琴弦，苦少腹痛，女子经月不利，孔窍生疮；男子病痔，左右胁下有疮。上部不通者，苦少腹痛，肠鸣。寸口中虚弱者，伤气，气不足。大如桃李实，苦痹也。寸口直上者，逆虚也。如浮虚者，泄利也。

中部脉结者，腹中积聚。若在膀胱、两胁下，有热。脉浮而大，风从胃管入，水胀，干呕，心下澹澹，如有桃李核。胃中有寒，时苦烦、痛、不食，食即心痛，胃胀支满，膈上积。胁下有热，时寒热淋露。脉横出上者，胁气在膀胱，病即著。右横关入寸口中者，膈中不通，喉中咽难。刺关元，入少阴。

下部脉者，其脉来至浮大者，脾也，与风集合，时上头痛，引腰背。小滑者，厥也。足下热，烦满，逆上抢心，上至喉中，状如恶肉，脾伤也。病少腹下，在膝、诸骨节间，寒清不可屈伸；脉急如弦者，筋急，足挛结者，四肢重。从尺邪入阳明者，寒热也。大风邪入少阴，女子漏白下赤，男子溺血，阴萎不起，引少腹疼。

人有三百六十脉，法三百六十日。三部者，寸、关、尺也。尺脉为阴，阴脉常沉而迟；寸、关为阳，阳脉俱浮而速。气出为动，入为息。故阳脉六息七息十三投，阴脉八息七息十五投，此其常也。

二十八脉相逐上下，一脉不来，知疾所苦。尺胜治下，寸胜治上，尺寸俱平治中央。脐以上阳也，法于天；脐以下阴也，法于地；脐为中关。头为天，足为地。有表无里，邪之所止，得鬼病。何谓有表无里？寸尺为表，关为里，两头有脉，关中绝不至也。尺脉上不至关为阴绝，寸脉下不至关为阳绝。阴绝而阳微，死不治。三部脉或至或不至，冷气在胃中，故令脉不通也。

上部有脉，下部无脉，其人当吐，不吐者死。上部无脉，下部有脉，虽困无所苦。所以然者，譬如人之有足，树之有根，虽枝叶枯槁，根本将自生，木有根本，即自有气，故知不死也。寸口脉平而死者，何也？然：诸十二经脉者，皆系于生气之原。所谓生气之原者，非谓十二经之根本也，谓肾间动气也。此五脏六腑之本，十二经之根，呼吸之门，三焦之原，一名守邪之神也。故气者，人根本也，根绝则茎枯矣。寸口脉平而死者，生气独绝于内也。**肾间动气，谓左为肾，右为命门。命门者，精神之所舍，原气之所系也，一名守邪之神。以命门之神固守，邪气不得妄入，入即死矣。此肾气先绝于内，其人便死。其脉不复，反得动气也。**

岐伯曰：形盛脉细，少气不足以息者，死；形瘦脉大，胸中多气者，死。形气相得者，生；参伍不调者，病。三部九候皆相失者，死。上下左右之脉相应如参舂者，病甚；上下左右相失不可数者，死。中部之候虽独调，与众脏相失者，死；中部之候相减者，死。目内陷者，死。

黄帝曰：冬阴夏阳奈何？岐伯曰：九候之脉皆沉细悬绝者，为阴，主冬，故以夜半死；盛躁喘数者，为阳，主夏，故以日中死。是故寒热者，平旦死；热中及热病者，日中死；病风者，以日夕死；病水者，以夜半死；其脉乍数乍疏乍迟乍疾者，以日乘四季死；形肉已脱，九候虽调，犹死。七诊虽见，九候皆顺者，不死。所言不死者，风气之病及经月之病，似七诊之病而非也，故言不死。若有七诊之病，其脉候亦败者，死矣。必发哕噫，必审问其所始病与今之所方病，而后各切循其脉，视其经络浮沉，以上下逆顺循之。其脉疾者，不病；其脉迟者，病；脉不往来者，死；皮肤著者，死。

两手脉，结上部者，濡；结中部者，缓；结三里者，豆起。弱反在关，濡反在巅。微在其上，涩反在下。微即阳气不足，沾热汗出；涩即无血，厥而且寒。

黄帝问曰：余欲毋视色、持脉，独调其尺，以言其病，从外知内，为之奈何？岐伯对曰：审其尺之缓、急、小、大、滑、涩，肉之坚脆，而病形变定矣。调之何如？对曰：脉急者，尺之皮肤亦急；脉缓者，尺之皮肤亦缓；脉小者，尺之皮肤减而少；脉大者，尺之皮肤亦大；脉滑者，尺之皮肤亦滑；脉涩者，尺之皮肤亦涩。凡此六变，有微有甚。故善调尺者不待于寸，善调脉者不待于色，能参合行之，可为上工。

尺肤滑以淖泽者，风也；尺内弱，解㑊安卧脱肉者，寒热也；尺肤涩者，风痹也；尺肤粗如枯鱼之鳞者，水淡饮也；尺肤热甚，脉盛躁者，病温也，其脉盛而滑者，汗且出；尺肤寒甚，脉小一作急者，泄，少气；尺肤烜然。烜然，《甲乙》作热炙人手。先热后寒者，寒热也；尺肤先寒，久持之而热者，亦寒热也；尺烜然热，人迎大者，掌夺血；尺紧人迎脉小甚则少气；色白有加者，立死。肘所独热者，腰以上热；肘前独热者，膺前热；肘后独热者，肩背热。肘后粗以下三四寸，肠中有虫；手所独热者，腰以上热；臂中独热者，腰腹热；掌中热者，腹中热；掌中寒者，腹中寒；鱼上白肉有青血脉者，胃中有寒。诸浮、诸沉、诸滑、诸涩、诸弦、诸紧，若在寸口，膈以上病；若在关上，胃以下病；若在尺中，肾以下病。

寸口脉滑而迟，不沉不浮，不长不短，为无病。左右同法。

寸口太过与不及，寸口之脉，中手短者，曰头痛；中手长者，曰足胫痛；中手促上击者，曰肩背痛。

寸口脉浮而盛者，病在外。

寸口脉沉而坚者，病在中。

寸口脉沉而弱者，曰寒热一作气，又作中及疝瘕、小腹痛。

寸口脉沉而弱者，发必堕落。

寸口脉沉而紧，苦心下有寒，时痛，有积聚。

寸口脉沉，胸中短气。

寸口脉沉而喘者，寒热。

寸口脉但实者，心劳。

寸口脉紧或浮，膈上有寒，肺下有水气。

脉紧而长过寸口者，注病。

脉紧上寸口者，中风。风头痛亦如之。《千金翼》云：亦为伤寒头痛。

脉弦上寸口者，宿食；降者，头痛。

脉来过寸入鱼际者，遗尿。

脉出鱼际，逆气喘息。

寸口脉潎潎如羹上肥，阳气微；连连如蜘蛛丝，阴气衰。

寸口脉偏绝，则臂偏不遂；其人两手俱绝者，不可治。两手前部阳绝者，苦心下寒毒，喙中热。

关上脉浮而大，风在胃中，张口肩息，心下澹澹，食欲呕。

关上脉微浮，积热在胃中，呕吐蛔虫，心健忘。

关上脉滑而小大不匀，《千金》云：必吐逆。是为病方欲进，不出一二日复欲发动。其人欲多饮，饮即注利。如利止者，生；不止者，死。

关上脉紧而滑者，蛔动。

关上脉涩而坚，大而实，按之不减有力，为中焦实，有伏结在脾，肺气塞，实热在胃中。

关上脉襜襜大，而尺寸细者，其人必心腹冷积，癥瘕结聚，欲热饮食。

关上脉时来时去、乍大乍小、乍疏乍数者，胃中寒热，羸劣不欲饮食，如疟状。

尺脉浮者，客阳在下焦。

尺脉细微，溏泄，下冷利。

尺脉弱，寸强，胃络脉伤。

尺脉虚小者，足胫寒，痿痹脚疼。

尺脉涩，下血下利，多汗。《素问》又云：尺涩脉滑，谓之多汗。

尺脉滑而疾，为血虚。

尺脉沉而滑者，寸白虫。

尺脉细而急者，筋挛，痹不能行。

尺脉粗，常热者，谓之热中，腰胯疼，小便赤热。

尺脉偏滑疾，面赤如醉，外热为病。

· 平杂病脉第二 ·

滑为实、为下，又为阳气衰。数为虚、为热。浮为风、为虚。动为痛、为惊。

沉为水、为实，又为鬼疰。弱为虚、为悸。

迟则为寒，涩则少血，缓则为虚，洪则为气。一作热。

紧则为寒，弦数为疟。

疟脉自弦，弦数多热，弦迟多寒。微则为虚，代散则死。

弦为痛痹。一作浮为风痹。偏弦为饮，双弦则胁下拘急而痛，其人涩涩恶寒。

脉大，寒热在中。伏者，霍乱。

安卧，脉盛，谓之脱血。

凡亡汗，肺中寒饮，冷水咳嗽，下利，胃中虚冷，此等其脉并紧。

浮而大者，风。

浮而大者，中风，头重，鼻塞。

浮而缓，皮肤不仁，风寒入肌肉。

滑而浮散者，摊缓风。

滑者，鬼疰。

涩而紧，痹病。

浮洪大长者，风眩癫疾。

大坚疾者，癫病。

弦而钩，胁下如刀刺，状如蜚尸，至困不死。

紧而急者，遁尸。

洪大者，伤寒热病。

浮洪大者，伤寒。秋吉，春成病。

浮而滑者，宿食。

浮滑而疾者，食不消，脾不磨。

短疾而滑，酒病。

浮而细滑，伤饮。

迟而涩，中寒，有癥结。

驶而紧，积聚，有击痛。

弦急，疝瘕，小腹痛，又为癖病。**一作脾病。**

迟而滑者，胀。

盛而紧者，胀。

弦小者，寒澼。

沉而弦者，悬饮，内痛。

弦数，有寒饮，冬夏难治。

紧而滑者，吐逆。

小弱而涩，胃反。

迟而缓者，有寒。

微而紧者，有寒。

沉而迟，腹脏有冷病。

微弱者，有寒，少气。

实紧，胃中有寒，苦不能食。时时利者，难治。**一作时时呕，稽留难治。**

滑数，心中结，热盛。

滑疾，胃中有热。

缓而滑，曰热中。

沉**一作浮**而急，病伤寒，暴发虚热。

浮而绝者，气急。

辟大而滑，中有短气。

浮短者，其人肺伤。诸气微少，不过一年死。法当嗽也。

浮而数，中水，冬不治自愈。

短而数，心痛，心烦。

弦而紧，胁痛，脏伤，有瘀血。**一作有寒血。**

沉而滑，为下重，亦为背膂痛。

脉来细而滑，按之能虚，因急持直者，僵仆，从高堕下，病在内。

微浮，秋吉，冬成病。

微数，虽甚不成病，不可劳。

浮滑疾紧者，以合百病，久易愈。

阳邪来，见浮洪。

阴邪来，见沉细。

水谷来，见坚实。

脉来乍大乍小、乍长乍短者，为祟。

脉来洪大袅袅者，社祟。

脉来沉沉泽泽，四肢不仁而重，土祟。

脉与肌肉相得，久持之至者，可下之。

弦小紧者，可下之。

紧而数，寒热俱发，必下乃愈。

弦迟者，宜温药。

紧数者，可发其汗。

·诊五脏六腑气绝证候第三·

病人肝绝，八日死。何以知之？面青，但欲伏眠，目视而不见人，汗一作泣出如水不止。一曰二日死。

病人胆绝，七日死，何以知之？眉为之倾。

病人筋绝，九日死。何以知之？手足爪甲青，呼骂不休。一曰八日死。

病人心绝，一日死。何以知之？肩息，回视，立死。一曰目亭亭，二日死。

病人肠一曰小肠绝，六日死。何以知之？发直如干麻，不得屈伸，自汗不止。

病人脾绝，十二日死。何以知之？口冷，足肿，腹热，胪胀，泄利不觉，出无时度。一曰五日死。

病人胃绝，五日死。何以知之？脊痛，腰中重，不可反覆。一曰腓肠平，九日死。

病人肉绝，六日死。何以知之？耳干，舌皆肿，溺血，大便赤泄。一曰足肿，九日死。

病人肺绝，三日死。何以知之？口张，但气出而不还。一曰鼻口虚张短气。

病人大肠绝，不治。何以知之？泄利无度，利绝则死。

病人肾绝，四日死。何以知之？齿为暴枯，面为正黑，目中黄色，腰中欲折，自汗出如流水。一曰人中平，七日死。

病人骨绝，齿黄落，十日死。

诸浮脉无根者，皆死。

· 诊四时相反脉证第四 ·

春三月木王，肝脉治，当先至，心脉次之，肺脉次之，肾脉次之。此为四时王相顺脉也。到六月土王，脾脉当先至而反不至，反得肾脉，此为肾反脾也，七十日死。何谓肾反脾？夏，火王，心脉当先至，肺脉次之，而反得肾脉，是谓肾反脾。期五月、六月，忌丙丁。

脾反肝，三十日死。何谓脾反肝？春，肝脉当先至而反不至，脾脉先至，是谓脾反肝。期正月、二月，忌甲乙。

肾反肝，三岁死。何谓肾反肝？春，肝脉当先至而反不至，肾脉先至，是谓肾反肝也。期七月、八月，忌庚辛。

肾反心，二岁死。何谓肾反心？夏，心脉当先至而反不至，肾脉先至，是谓肾反心也。期六月，忌戊己。

· 诊损至脉第五 ·

脉有损至，何谓也？然：至之脉，一呼再至曰平，三至曰离经，四至曰夺精，五至曰死，六至曰命绝，此至之脉也。何谓损？一呼一至曰离经，二呼一至曰夺精，三呼一至曰死，四呼一至曰命绝，此损之脉也。至脉从下上，损从上下也。损脉之为病奈何？然：一损损于皮毛，皮聚而毛落；二损损于血脉，血脉虚少，不能荣于五脏六腑也；三损损于肌肉，肌肉消瘦，饮食不为肌肤；四损损于筋，筋缓不能自收持；五损损于骨，骨痿不能起于床。反此者，至之为病也。从上下者，骨痿不能起于床者，死；从下上者，皮聚而毛落者，死。治损之法奈何？然：损其肺者，益其气；损其心者，调其荣卫；损其脾者，调其饮食，适其寒温；损其肝者，缓其中；损其肾者，益其精气。此治损之法也。

脉有一呼再至，一吸再至；一呼三至，一吸三至；一呼四至，一吸四至；一呼五至，一吸五至；一呼六至，一吸六至；一呼一至，一吸一至；再呼一至，再吸一至；呼吸再至。脉来如此，何以别知其病也？然：脉来一呼再至，一吸再至，不大不小，曰平。一呼三至，一吸三至，为适得其病。前大后小，即头痛目眩；前小后大，即胸满短气。一呼四至，一吸四至，病适欲甚。脉洪大者，苦烦满；沉细者，腹中痛；滑者，伤热；涩者，中雾露。一呼五至，一吸五至，其人当困。沉细即夜加，浮大即昼加，不大小虽困可治，其有大小者为难治。一呼六至，一吸六至，为十死脉也。沉细夜死，浮大昼死。一呼一至，一吸一至，名曰损。人虽能行，犹当一作犹未着床，所以然者，血气皆不足故也。再呼一至，再吸一至，名曰无魂。无魂者，当死也，人虽能行，名曰行尸。

扁鹊曰：脉一出一入曰平，再出一入少阴，三出一入太阴，四出一入厥阴。再入一出少阳，三入一出阳明，四入一出太阳。脉出者为阳，入者为阴。故人一呼而脉再动，气行三寸；一吸而脉再动，气行三寸。呼吸定息，脉五动。一呼一吸为一息，气行六寸。人十息，脉五十动，气行六尺。二十息，脉百动，为一备之气，以应四时。天有三百六十五日，人有三百六十五节。昼夜漏下水百刻。一备之气，脉行丈二尺。一日一夜行于十二辰，气行尽则周遍于身，与天道相合，故曰平。平者，无病也，一阴一阳是也。

脉再动为一至，再至而紧即夺气。一刻百三十五息，十刻千三百五十息，百刻万三千五百息，二刻为一度，一度气行一周身，昼夜五十度。脉三至者离经。一呼而脉三动，气行四寸半。人一息脉七动，气行九寸。十息脉七十动，气行九尺。一备之气，脉百四十动，气行一丈八尺。一周于身，气过百八十度，故曰离经。离经者病，一阴二阳是也。三至而紧则夺血。脉四至则夺精。一呼而脉四动，气行六寸。人一息脉九动，气行尺二寸。人十息脉九十动，气行一丈二尺。一备之气，脉百八十动，气行二丈四尺。一周于身，气过三百六十度，再遍于身，不及五节，一时之气而重至。诸脉浮涩者，五脏无精，难治。一阴三阳是也。四至而紧则夺形。脉五至者，死。一

呼而脉五动，气行六寸半。_{当行七寸半。}人一息脉十一动，气行尺三寸①。_当
_{行尺五寸。}人十息脉百一十动，气行丈三尺。_{当行丈五尺。}一备之气，脉二百
二十动，气行二丈六尺。_{当行三丈。}一周于身三百六十五节，气行过五百四
十度。再周于身，过百七十度。一节之气而至此。气浮涩，经行血气竭尽，
不守于中，五脏痿痹，精神散亡。脉五至而紧则死，三阴_{一作二阴}三阳是也。
虽五犹末，如之何也。

脉一损一乘者，人一呼而脉一动，人一息而脉再动，气行三寸。十息脉
二十动，气行三尺。一备之气，脉四十动，气行六尺，不及周身百八十节。
气短不能周遍于身，苦少气，身体懈惰矣。

脉再损者，人一息而脉一动，气行一寸五分。人十息脉十动，气行尺五
寸。一备之气，脉二十动，气行三尺，不及周身二百节。凝血气尽，经中不
能及，故曰离经。血去不在其处，小大便皆血也。

脉三损者，人一息复一呼而脉一动。十息脉七动，气行尺五寸。_{当行尺}
_{五分。}一备之气，脉十四动，气行三尺一寸。_{当行二尺一寸。}不及周身二百九
十七节，故曰争。气行血留，不能相与俱微。气闭实则胸满脏枯，而争于
中，其气不朝，血凝于中，死矣。

脉四损者，再息而脉一动。人十息脉五动，气行七寸半。一备之气，脉
十动。气行尺五寸，不及周身三百一十五节，故曰亡血。亡血者，亡失其
度，身羸疲，皮裹骨。故气血俱尽，五脏失神，其死明矣。

脉五损者，人再息复一呼而脉一动。人十息脉四动，气行六寸。一备之
气，脉八动，气行尺二寸，不及周身三百二十四节，故曰绝。绝者，气急，
不下床，口气寒，脉俱绝，死矣。

岐伯曰：脉失四时者为至启，至启者，为损至之脉也。损之为言，少阴
主骨为重，此志损也；饮食衰减，肌肉消者，是意损也；身安卧，卧不便
利，耳目不明，是魂损也；呼吸不相通，五色不华，是魄损也；四肢皆见脉
为乱，是神损也。大损三十岁，中损二十岁，下损十岁。损，各以春、夏、
秋、冬。平人，人长脉短者，是大损，三十岁；人短脉长者，是中损，二十
岁；手足皆细，是下损，十岁；失精气者，一岁而损；男子，左脉短，右脉
长，是为阳损，半岁；女子，右脉短，左脉长，是为阴损，半岁。春，脉当
得肝脉，反得脾、肺之脉，损；夏，脉当得心脉，反得肾、肺之脉，损；

① 气：原无，据影宋本、元本、守山阁本补。

秋，脉当得肺脉，反得肝、心之脉，损；冬，脉当得肾脉，反得心、脾之脉，损。

当审切寸口之脉，知绝不绝。前后去为绝。掌上相击，坚如弹石，为上脉虚尽，下脉尚有，是为有胃气。**上脉尽，下脉坚如弹石，为有胃气。**上下脉皆尽者，死；不绝不消者，皆生，是损脉也。至之为言，言语音深远，视愦愦，是志之至也；身体粗大，饮食暴多，是意之至也；语言妄见，手足相引，是魂之至也；茏葱华色，是魄之至也；脉微小不相应，呼吸自大，是神之至也。是至脉之法也。死生相应，病各得其气者生，十得其半也。黄帝曰：善。

·诊脉动止投数疏数死期年月第六·

脉一动一止，二日死。**一经云：一日死。**二动一止，三日死。三动一止，四日死或五日死。四动一止，六日死。五动一止，五日死，或七日死。六动一止，八日死。七动一止，九日死。八动一止，十日死。九动一止，九日死，又云十一日死。**一经云：十三日死，若立春日死。**十动一止，立夏死。**一经云：立春。**十一动一止，夏至死。**一经云：立夏；一经云：立秋死。**十二、十三动一止，立秋死。**一经云：立冬死。**十四、十五动一止，立冬死。**一经云：立夏死。**二十动一止，一岁死，若立秋死。二十一动一止，二岁死。二十五动一止，立冬死。**一经云：一岁死，或二岁死。**三十动一止，二岁若三岁死。三十五动一止，三岁死。四十动一止，四岁死。五十动一止，五岁死。不满五十动一止，五岁死。

脉来五十投而不止者，五脏皆受气，即无病。**《千金方》云：五行气毕，阴阳数同，荣卫出入，经脉流通，昼夜百刻，五德相生。**脉来四十投而一止者，一脏无气，却后四岁，春草生而死。脉来三十投而一止者，二脏无气，却后三岁，麦熟而死。脉来二十投而一止者，三脏无气，却后二岁，桑椹赤而死。脉来十投而一止者，四脏无气，岁中死。得节不动，出清明日死，远不出谷雨死矣。脉来五动而一止者，五脏无气，却后五日而死。

脉一来而久住者，宿病在心，主中治。脉二来而久住者，病在肝，支中治。脉三来而久住者，病在脾，下中治。脉四来而久住者，病在肾，间中治。脉五来而久住者，病在肺，支中治。

五脉病，虚赢人得此者，死。所以然者，药不得而治，针不得而及。盛人可治，气全故也。

·诊百病死生诀第七·

诊伤寒，热盛，脉浮大者，生；沉小者，死。

伤寒，已得汗，脉沉小者，生；浮大者，死。

温病，三四日以下，不得汗，脉大疾者，生；脉细小难得者，死，不治。

温病，穰穰大热，其脉细小者，死。《千金》穰穰作时行。

温病，下利，腹中痛甚者，死，不治。

温病，汗不出，出不至足者，死；厥逆汗出，脉坚强急者，生；虚缓者，死。

温病，二三日，身体热，腹满，头痛，食饮如故，脉直而疾者，八日死。四五日头痛，腹满而吐，脉来细强，十二日死。八九日头不疼，身不痛，目不赤，色不变，而反利，脉来牒牒，按之不弹手，时大，心下坚，十七日死。

热病，七八日，脉不软一作喘不散一作数者，当喑。喑后三日，温汗不出者，死。

热病，七八日，其脉微细，小便不利，加暴口燥，脉代，舌焦干黑者，死。

热病，未得汗，脉盛躁疾，得汗者，生；不得汗者，难瘥。

热病，已得汗，脉静安者，生；脉躁者，难治。

热病，已得汗，常大热不去者，亦死。大一作专。

热病，已得汗，热未去，脉微躁者，慎不得刺治。

热病，发热，热甚者，其脉阴阳皆竭，慎勿刺。不汗出，必下利。

诊人被风，不仁痿蹶，其脉虚者，生；紧急疾者，死。

诊癫病，虚则可治，实则死。

癫疾，脉实坚者，生；脉沉细小者，死。

癫疾，脉搏大滑者，久久自已。其脉沉小急实，不可治；小坚急，亦不可疗。

诊头痛、目痛、久视无所见者，死。**久视一作卒视。**

诊人心腹积聚，其脉坚强急者，生；虚弱者，死。又实强者，生；沉者，死。其脉大，腹大胀，四肢逆冷，其人脉形长者，死。腹胀满，便血，脉大时绝，极下血，脉小疾者，死。

心腹痛，痛不得息①，脉细小迟者，生；坚大疾者，死。

肠澼，便血，身热则死，寒则生。

肠澼，下白沫，脉沉则生，浮则死。

肠澼，下脓血，脉悬绝则死，滑大则生。

肠澼之属，身热，脉不悬绝，滑大者，生；悬涩者，死。以脏期之。

肠澼，下脓血，脉沉小流连者，生；数疾且大，有热者，死。

肠澼，筋挛，其脉小细安静者，生；浮大紧者，死。洞泄，食不化，不得留，下脓血，脉微小迟者，生；紧急者，死。

泄注，脉缓，时小结者，生；浮大数者，死。

蜃蚀阴疟，其脉虚小者，生；紧急者，死。

咳嗽，脉沉紧者，死；浮直者，生；浮软者，生；小沉伏匿者，死。

咳嗽，羸瘦，脉形坚大者，死。

咳嗽，脱形，发热，脉小坚急者，死；肌瘦，下脱形，热不去者，死。

咳而呕，腹胀且泄，其脉弦急欲绝者，死。

吐血、衄血、脉滑小弱者，生；实大者，死。

汗出若衄，其脉小滑者，生；大躁者，死。

吐血，脉紧强者，死；滑者，生。

吐血而咳，上气，其脉数，有热，不得卧者，死。

上气，脉数者，死。谓其形损故也。

上气，喘息低昂，其脉滑，手足温者，生；脉涩，四肢寒者，死。

上气，面浮肿，肩息，其脉大，不可治，加利必死。**一作又甚。**

上气，注液，其脉虚宁宁伏匿者，生；坚强者，死。

---

① 痛：原无，据影宋本、元本、守山阁本补。

寒气上攻，脉实而顺滑者，生；实而逆涩则死。《太素》云：寒气暴上，脉满实何如？曰：实而滑则生，实而逆则死矣。其形尽满何如？曰：举形尽满者，脉急大坚，尺满而不应，如是者，顺则生，逆则死。何谓顺则生，逆则死？曰：所谓顺者，手足温也；谓逆者，手足寒也。

痟瘅，脉实大，病久可治；脉悬小坚急，病久不可治。

消渴，脉数大者，生；细小浮短者，死。

消渴，脉沉小者，生；实坚大者，死。

水病，脉洪大者，可治；微细者，不可治。

水病，胀闭，其脉浮大软者，生；沉细虚小者，死。

水病，腹大如鼓，脉实者，生；虚者，死。

卒中恶，吐血数升，脉沉数细者，死；浮大疾快者，生。

卒中恶，腹大、四肢满，脉大而缓者，生；紧大而浮者，死；紧细而微者，亦生。

病疮，腰脊强急，瘛疭者，皆不可治。

寒热，瘛疭，其脉代、绝者，死。

金疮，血出太多，其脉虚细者，生；数实大者，死。

金疮，出血、脉沉小者，生；浮大者，死。

斫疮，出血一二石，脉来大，二十日死。

斫刺俱有，病多，少血，出不自止断者，其脉止。脉来大者，七日死；滑细者，生。

从高顿仆，内有血，腹胀满，其脉坚强者，生；小弱者，死。

人为百药所中伤，脉浮涩而疾者，生；微细者，死；洪大而迟者，生。《千金》迟作速。

人病甚而脉不调者，难差；人病甚而脉洪者，易差。

人内外俱虚，身体冷而汗出，微呕而烦扰，手足厥逆，体不得安静者，死。

脉实满，手足寒，头热，春秋生，冬夏死。

老人脉微，阳羸阴强者，生；脉焱大加息一作如急者，死。阴弱阳强，脉至而代，奇一作寄月而死。

尺脉涩而坚，为血实气虚也。其发病腹痛、逆满、气上行，此为妇人胞中绝伤，有恶血，久成结瘕。得病以冬时，黍穄赤而死。

尺脉细而微者，血气俱不足，细而来有力者，是谷气不充，病得节辄动，枣叶生而死。此病秋时得之。

左手寸口脉偏动，乍大乍小，不齐，从寸口至关，关至尺，三部之位，处处动摇，各异不同，其人病，仲夏得之此脉，桃花落而死。花，一作叶。

左手寸口脉偏沉伏，乍小乍大，朝来浮大，暮夜沉伏。浮大即太过，上出鱼际。沉伏即下不至关中。往来无常，时时复来者，榆叶枯落而死。叶，一作荚。

右手尺部脉，三十动一止，有顷更还，二十动一止，乍动乍疏，连连相因，不与息数相应，其人虽食谷，犹不愈，蘩草生而死。

右手尺部脉，四十动而一止，止而复来，来逆如循直木，如循张弓弦，絙絙然如两人共引一索，至立冬死。《千金》作至立春而死。

·诊三部脉虚实决死生第八·

三部脉调而和者，生。

三部脉废者，死。

三部脉虚，其人长病得之，死。虚而涩，长病亦死，虚而滑亦死，虚而缓亦死，虚而弦急，癫病亦死。

三部脉实而大，长病得之，死。实而滑，长病得之，生；卒病得之，死。实而缓亦生；实而紧亦生；实而紧急，癫痫可治。

三部脉强，非称其人病，便死。

三部脉羸，非其人一作脉得之，死。

三部脉粗，长病得之，死；卒病得之，生。

三部脉细而软，长病得之，生；细而数亦生；微而紧亦生。

三部脉大而数，长病得之，生；卒病得之，死。

三部脉微而伏，长病得之，死。

三部脉软一作濡，长病得之，不治自愈；治之，死。卒病得之，生。

三部脉浮而结，长病得之，死；浮而滑，长病亦死；浮而数，长病风得之，生；卒病得之，死。

三部脉芤，长病得之，生；卒病得之，死。

三部脉弦而数，长病得之，生；卒病得之，死。

三部脉革，长病得之，死；卒病得之，生。

三部脉坚而数，如银钗股，蛊毒病，必死；数而软，蛊毒病得之，生。

三部脉漱漱如羹上肥，长病得之，死；卒病得之，生。

三部脉连连如蜘蛛丝，长病得之，死；卒病得之，生。

三部脉如霹雳，长病得之，死；三十日死。

三部脉如弓弦，长病得之，死。

三部脉累累如贯珠，长病得之，死。

三部脉如水淹然流，长病不治自愈，治之反死。一云：如水流者，长病三十日死；如水不流者，长病不治自愈。

三部脉如屋漏，长病十日死。《千金》云：十四日死。

三部脉如雀啄，长病七日死。

三部脉如釜中汤沸，朝得暮死，夜半得日中死，日中得夜半死。

三部脉急，切腹间，病及婉转腹痛，针上下差。

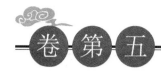
·张仲景论脉第一·

问曰：脉有三部，阴阳相乘。荣卫气血，在人体躬。《千金》作而行人躬。呼吸出入，上下于中。因息游布，津液流通。随时动作，效象形容。春弦秋浮，冬沉夏洪。察色观脉，大小不同，一时之间，变无经常，尺寸参差，或短或长。上下乖错，或存或亡。病辄改易，进退低昂。心迷意惑，动失纪纲。愿为缕陈，令得分明。

师曰：子之所问，道之根源。脉有三部，尺寸及关。荣卫流行，不失衡铨。肾沉心洪，肺浮肝弦。此自经常，不失铢分。出入升降，漏刻周旋，水下二刻，脉一周身，旋复寸口，虚实见焉。变化相乘，阴阳相干。风则浮虚，寒则紧弦，沉潜水滀，支饮急弦，动弦为痛，数洪热烦。设有不应，知变所缘。三部不同，病各异端。太过可怪，不及亦然。邪不空见，中必有奸。审察表里，三焦别分，知邪所舍，消息诊看，料度腑脏，独见若神。为子条记，传与贤人。

· 扁鹊阴阳脉法第二 ·

脉，平旦曰太阳，日中曰阳明，晡时曰少阳，黄昏曰少阴，夜半曰太阴，鸡鸣曰厥阴，是三阴三阳时也。

少阳之脉，乍小乍大，乍长乍短，动摇六分。王十一月甲子夜半，正月、二月甲子王。

太阳之脉，洪大以长，其来浮于筋上，动摇九分。三月、四月甲子王。

阳明之脉，浮大以短，动摇三分。大前小后，状如科斗，其至跳。五月、六月甲子王。

少阴之脉紧细，动摇六分。王五月甲子日中，七月、八月甲子王。

太阴之脉，紧细以长，乘于筋上，动摇九分。九月、十月甲子王。

厥阴之脉，沉短以紧，动摇三分。十一月、十二月甲子王。

厥阴之脉急弦，动摇至六分以上，病迟脉寒，少腹痛引腰，形喘者死，脉缓者可治。刺足厥阴入五分。

少阳之脉，乍短乍长，乍小乍大，动摇至六分以上。病头痛，胁下满，呕可治，扰即死。一作伛可治，偃即死。刺两季肋端足少阳也，入七分。

阳明之脉，洪大以浮，其来滑而跳，大前细后，状如科斗，动摇至三分以上。病眩头痛，腹满痛，呕可治，扰即死。刺脐上四寸，脐下三寸，各六分。

从二月至八月，阳脉在表；从八月至正月，阳脉在里。附阳脉强，附阴脉弱。至即惊，实则癫疾。细而沉，不癫疾即泄，泄即烦，烦即渴，渴即腹满，满即扰，扰即肠澼，澼即脉代，乍至乍不至。大而沉即咳，咳即上气，上气甚则肩息，肩息甚则口舌血出，血出甚即鼻血出。

变出寸口，阴阳表里，以互相乘。如风有道，阴脉乘阳也。寸口中，前后溢者，行风。寸口中，外实内不满者，三风、四温。寸口者，劳风。劳风者，大病亦发，驰行汗出亦发。软风者，上下微微扶骨，是其诊也。表缓腹内急者，软风也。猥雷实夹者，飘风。从阴趋阳者，风邪。一来调，一来速，鬼邪也。阴缓阳急者，表有风来入脏也。阴急者，风已抱阳入腹。上逯逯，下宛宛，不能至阳，流饮也。上下血微，阴强者，为漏癖；阳强者，酒癖也。伛偷不过，微反阳，澹浆也。阴扶骨绝者，从寸口前顿趋于阴，汗水也。来调四布者，欲病水也。阴脉不偷，阳脉伤，复少津。寸口中后大前兑，至阳而实者，癖食。小过阳一分者，七日癖；二分者，十日癖；三分者，十五日癖；四分者，二十日癖；四分中伏不过者，半岁癖。敦敦不至胃阴一分，饮铺饵癖也。外勾者，久癖也。内卷者，十日以还。外强内弱者，里大核也，并浮而弦者，汁核。并浮紧而数，如沉，病暑食粥。**一作微**。有内紧而伏，麦饭若饼。寸口脉倚阳，紧细以微，瓜菜皮也；若倚如紧，荠藏菜也。颐颐无数，生肉癖也；附阳者，炙肉癖也。小倚生，浮大如故，生麦豆也。

·扁鹊脉法第三·

扁鹊曰：人一息脉二至谓平脉，体形无苦。人一息脉三至谓病脉。一息四至谓痹者，脱脉气，其眼睛青者，死。人一息脉五至以上，死，不可治也。都**一作声息病**，脉来动，取极五至，病有六七至也。

扁鹊曰：平和之气，不缓不急，不滑不涩，不存不亡，不短不长，不俯不仰，不纵不横，此谓平脉，肾**一作紧**受如此，**一作刚**。身无苦也。

扁鹊曰：脉气弦急，病在肝。少食多厌，里急多言，头眩目痛，腹满，筋挛，癫疾上气，少腹积坚，时时唾血，咽喉中干。相疾之法，视色听声，观病之所在，候脉要诀岂不微乎？脉浮如数，无热者，风也。若浮如数，而有热者，气也。脉洪大者，又两乳房胡，脉复数，加有寒热，此伤寒病也。若羸长病，如脉浮溢寸口，复有微热，此痊气病也。如复咳又多热，乍剧乍瘥，难治也。又疗无剧者，易瘥；不咳者，易治也。

·扁鹊华佗察声色要诀第四·

病人五脏已夺，神明不守，声嘶者，死。

病人循衣缝，谵言者，不可治。

病人阴阳俱绝，掣衣撮空，妄言者，死。

病人妄言错乱及不能语者，不治；热病者，可治。

病人阴阳俱绝，失音不能言者，三日半死。

病人两目皆有黄色起者，其病方愈。

病人面黄目青者，不死；青如草滋，死。

病人面黄目赤者，不死；赤如衃血，死。

病人面黄目白者，不死；白如枯骨，死。

病人面黄目黑者，不死；黑如炲，死。

病人面目俱等者，不死。

病人面黑目青者，不死。

病人面青目白者，死。

病人面黑目白者，不死。

病人面赤目青者，六日死。

病人面黄目青者，九日必死，是谓乱经。饮酒当风，邪入胃经，胆气妄泄，目则为青。虽有天救，不可复生。

病人面赤目白者，十日死。忧恚思虑，心气内索，面色反好，急求棺椁。

病人面白目黑者，死。此谓荣华已去，血脉空索。

病人面黑目白者，八日死。肾气内伤，病因留积。

病人面青目黄者，五日死。

病人着床，心痛短气，脾竭内伤，百日复愈。能起彷徨，因坐于地，其立倚床，能治此者，可谓神良。

病人面无精光，若土色，不受饮食者，四日死。

病人目无精光及牙齿黑色者，不治。

病人耳目鼻口有黑色起，入于口者，必死。

病人耳目及颧颊赤者，死在五日中。

病人黑色出于额，上发际，下直鼻脊两颧上者，亦死在五日中。

病人黑气出天中，下至年上、颧上者，死。《千金翼》云：天中当鼻直上至发际，年上在鼻上两目间。

病人及健人黑色若白色起，入目及鼻口，死在三日中。

病人及健人面忽如马肝色，望之如青，近之如黑者，死。

病人面黑，目直视，恶风者，死。

病人面黑，唇青者，死。

病人面青，唇黑者，死。

病人面黑，两胁下满，不能自转反者，死。

病人目直视，肩息者，一日死。

病人头目久痛，卒视无所见者，死。

病人阴结阳绝，目精脱，恍惚者，死。

病人阴阳绝竭，目眶陷者，死。

病人目系倾者，七日死。

病人口如鱼口，不能复闭，而气出多不反者，死。

病人口张者，三日死。

病人唇青，人中反者，三日死。

病人唇反，人中满者，死。

病人唇口忽干者，不治。

病人爪甲青者，死。

病人爪甲白者，不治。

病人手足爪甲下肉黑者，八日死。

病人荣卫竭绝，面浮肿者，死。

病人卒肿，其面苍黑者，死。

病人手掌肿，无文者，死。

病人脐肿，反出者，死。

病人阴囊、茎俱肿者，死。

病人脉绝，口张足肿者，五日死。

病人唇肿齿焦者，死。

病人阴阳俱竭，其齿如熟小豆，其脉驶者，死。《千金方》驶作躁。

病人齿忽变黑者，十三日死。

病人舌卷卵缩者，必死。

病人汗出不流，舌卷黑者，死。

病人发直者，十五日死。

病人发如干麻，善怒者，死。

病人发与眉冲起者，死。

病人足跗肿，呕吐头重者，死。

病人足跗上肿，两膝大如斗者，十日死。

病人卧，遗屎不觉者，死。

病人尸臭者，不可治。

肝病皮白，肺之日庚辛死。

心病目黑，肾之日壬癸死。

脾病唇青，肝之日甲乙死。

肺病颊赤目肿，心之日丙丁死。

肾病面肿唇黄，脾之日戊己死。

青欲如苍璧之泽，不欲如蓝。赤欲如绵裹朱，不欲如赭。白欲如鹅羽，不欲如盐。黑欲如重漆，不欲如炭。黄欲如罗裹雄黄，不欲如黄土。

目色赤者病在心，白在肺，黑在肾，黄在脾，青在肝。黄色不可名者，病在胸中。

诊目病，见赤脉从上下者，太阳病也；从下上者，阳明病也；从外入内者，少阳病也。

诊寒热瘰疬，目中有赤脉，从上下至瞳子，见一脉，一岁死；见一脉半，一岁半死；见二脉，二岁死；见二脉半，二岁半死；见三脉，三岁死。

诊龋齿痛，按其阳明之脉，来有过者独热，在右右热，在左左热，在上上热，在下下热。

诊血脉者，多赤多热，多青多痛，多黑为久痹，多赤、多黑、多青皆见者，寒热身痛。面色微黄，齿垢黄，爪甲上黄，黄疸也。安卧，少黄赤，脉小而涩者，不嗜食。

·扁鹊诊诸反逆死脉要诀第五·

扁鹊曰：夫相死脉之气，如群鸟之聚，一马之驭，系水交驰之状，如悬石之落。出筋之上，藏筋之下，坚关之里，不在荣卫，伺候交射，不可知也。

脉病人不病，脉来如屋漏、雀啄者，死。屋漏者，其来既绝而止，时时复起，而不相连属也。雀啄者，脉来甚数而疾，绝止复顿来也。又经言：得病七八日，脉如屋漏、雀啄者，死。脉弹人手如黍米也。

脉来如弹石，去如解索者，死。弹石者，辟辟急也。解索者，动数而随散乱，无复次绪也。

脉困，病人脉如虾之游，如鱼之翔者，死。虾游者，苒苒而起，寻复退没，不知所在，久乃复起，起辄迟而没去速者是也。鱼翔者，似鱼不行，而但掉尾动头，身摇而久住者是也。

脉如悬薄卷索者，死。脉如转豆者，死。脉如偃刀者，死。脉涌涌不去者，死。脉忽去忽来，暂止复来者，死。脉中侈者，死。脉分绝者，死。上下分散也。

脉有表无里者，死。经名曰结，云即死。何谓结？脉在指下如麻子动摇，属肾，名曰结，去死近也。

脉五来一止，不复增减者，死。经名曰代。何谓代？脉五来一止也。脉七来是人一息，半时不复增减，亦名曰代，正死不疑。

经曰：病或有死，或有不治自愈，或有连年月而不已。其死生存亡，可切脉而知之耶？然：可具知也。设病者若闭目不欲见人者，脉当得肝脉，弦急而长，反得肺脉浮短而涩者，死也。病若开目而渴，心下牢者，脉当得紧实而数，反得沉滑而微者，死。病若吐血，复鼽衄者，脉当得沉细，而反浮大牢者，死。病若谵言妄语，身当有热，脉当洪大，而反手足四逆，脉反沉细微者，死。病若大腹而泄，脉当细微而涩，反得紧大而滑者，死。此之谓也。

经言：形脉与病相反者，死。奈何？然：病若头痛目痛，脉反短涩者，死。

病若腹痛，脉反浮大而长者，死。

病若腹满而喘，脉反滑利而沉者，死。

病若四肢厥逆，脉反浮大而短者，死。

病若耳聋，脉反浮大而涩者，死。《千金翼》云：脉大者生，沉迟细者难治。

病若目䀮䀮，脉反大而缓者，死。

左有病而右痛，右有病而左痛，下有病而上痛，上有病而下痛，此为逆。逆者死，不可治。

脉来沉之绝濡，浮之不止，推手者，半月一作半日死。

脉来微细而绝者，人病当死。

人病脉不病者，生；脉病人不病者，死。

人病尸厥，呼之不应，脉绝者，死。

脉当大反小者，死。

肥人脉细小，如丝欲绝者，死。

羸人得躁脉者，死。

人身涩而脉来往滑者，死。

人身滑而脉来往涩者，死。

人身小而脉来往大者，死。

人身短而脉来往长者，死。

人身长而脉来往短者，死。

人身大而脉来往小者，死。

尺脉不应寸，时如驰，半日死。《千金》云：尺脉上应寸口，太迟者，半日死。

肝脾俱至，则谷不化。肝多即死。

肺肝俱至，则痛疽，四肢重。肺多即死。

心肺俱至，则痹，消渴，懈怠。心多即死。

肾心俱至，则难以言，九窍不通，四肢不举。肾多即死。

脾肾俱至，则五脏败坏。脾多即死。

肝心俱至，则热甚痫疭，汗不出，妄见邪。

肝肾俱至，则疝瘕，少腹痛，妇人月使不来。

肝满、肾满、肺满皆实，则为肿。肺之雍，喘而两胠满。肝雍，两胠满，卧则惊，不得小便。肾雍，脚下至少腹满，胫有大小，髀腨大跛，易偏枯。

心脉满大，痫瘛筋挛。

肝脉小急，痫瘛筋挛。

肝脉骛暴，有所惊骇，脉不至，若喑，不治自已。

肾脉小急，肝脉小急，心脉小急，不鼓皆为瘕。

肾肝并沉，为石水；并浮，为风水；并虚，为死；并小弦，欲惊。

肾脉大急沉，肝脉大急沉，皆为疝。

心脉搏滑急为心疝。

肺脉沉搏为肺疝。

脾脉外鼓，沉为肠澼，久自已。

肝脉小缓为肠澼，易治。

肾脉小搏沉，为肠澼下血，血温身热者死①。心肝澼，亦下血。二脏同病者可治，其脉小沉涩者为肠澼，其身热者死，热见七日死。

胃脉沉鼓涩，胃外鼓大，心脉小肾急，背膈偏枯，男子发左，女子发右，不喑舌转，可治，三十日起。其顺者喑，三岁起。年不满二十者，三岁死。

脉至而搏，血衄身有热者死。

脉来如悬钩，浮，为热。

脉至如喘，名曰气厥。气厥者，不知与人言。《素问》《甲乙》作暴厥。

脉至如数，使人暴惊，三四日自已。

脉至浮合，浮合如数，一息十至、十至以上，是为经气予不足也，微见，九十日死。

脉至如火新然，是心精之予夺也，草干而死。

脉至如散叶，是肝气予虚也，木叶落而死。木叶落作枣华。

脉至如省客，省客者，脉塞而鼓，是肾气予不足也，悬去枣华而死。

脉至如泥丸，是胃精予不足也，榆荚落而死。《素问》荚作叶。

脉至如横格，是胆气予不足也，禾熟而死。

脉至如弦缕，是胞精予不足也，病善言，下霜而死；不言，可治。

脉至如交漆，交漆者，左右旁至也，微见四十日死。《甲乙》作交棘。

脉至如涌泉，浮鼓肌中，是太阳气予不足也，少气，味韭英而死。

脉至如委土《素问》作颓土之状，按之不得，是肌气予不足也，五色先见

---

① 血：原无，据元本、守山阁本补。

黑，白垒<u>一作蓸</u>发死。

脉至如悬雍，悬雍者，浮揣切之益大，是十二俞之予不足也，水凝而死。

脉至如偃刀，偃刀者，浮之小急，而按之坚大急，五脏菀热，寒热独并于肾也。如此其人不得坐，立春而死。

脉至如丸滑不直手，不直手者，按之不可得也，是大肠气予不足也，枣叶生而死。

脉至如舂者，令人善恐，不欲坐卧，行立常听，是小肠气予不足也，季秋而死。

问曰：常以春二月中，脉一病人，其脉反沉。师记言到秋当死，其病反愈。到七月复病，因往脉之，其脉续沉。复记言：至冬死。问曰：二月中得沉脉，何以故处之至秋死也？师曰：二月之时，其脉自当濡弱而弦，得沉脉，到秋自沉，脉见浮即死，故知到秋当死也。七月之时，脉复得沉，何以处之至冬当死？师曰：沉脉属肾，真脏脉也，非时妄见。经言：王、相、囚、死。冬脉本王脉，不再见，故知至冬当死。然后至冬复病，正以冬至日死，故知为谛。华佗仿此。

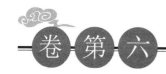

·肝足厥阴经病证第一·

　　肝气虚则恐，实则怒。肝气虚，则梦见园苑生草，得其时，则梦伏树下不敢起。肝气盛，则梦怒。厥气客于肝，则梦山林树木。

　　病在肝，平旦慧，下晡甚，夜半静。

　　病先发于肝者，头目眩，胁痛支满；一日之脾，闭塞不通，身痛体重；二日之胃，而腹胀；三日之肾，少腹腰脊痛，胫酸；十日不已，死。冬日入，夏早食。

　　肝脉搏坚而长，色不青，当病坠堕，若搏，因血在胁下，令人喘逆。若软而散，其色泽者，当病溢饮。溢饮者，渴暴多饮，而溢一作易入肌皮肠胃之外也。肝脉沉之而急，浮之亦然，苦胁下痛，有气支满，引少腹而痛，时小便难，苦目眩头痛，腰背痛，足为逆寒，时癃。女人月信不来，时无时有，得之少时有所坠堕。

　　青脉之至也，长而左右弹，诊曰有积气在心下，支胠，名曰肝痹。得之寒湿，与疝同法，腰痛，足清，头痛。

　　肝中风者，头目瞤，两胁痛，行常伛，令人嗜甘如阻妇状。

　　肝中寒者，其人洗洗恶寒，翕翕发热，面翕然赤，漐漐有汗，胸中烦热。肝中寒者，其人两臂不举，舌本又作大燥，善太息，胸中痛，不得转侧，时时盗汗，咳，食已吐其汁。

　　肝主胸中，喘，怒骂，其脉沉，胸中必窒，欲令人推按之，有热，鼻窒。

凡有所坠堕，恶血留内，若有所大怒，气上而不能下，积于左胁下，则伤肝。肝伤者，其人脱肉，又卧，口欲得张，时时手足青，目瞑，瞳人痛，此为肝脏伤所致也。

肝胀者，胁下满而痛引少腹。肝水者，其人腹大，不能自转侧，而胁下腹中痛，时时津液微生，小便续通。

肺乘肝，即为痈肿；心乘肝，必吐利。

肝著者，其病人常欲蹈其胸上，先未苦时，但欲饮热。

肝之积，名曰肥气，在左胁下，如覆杯，有头足，如龟鳖状。久久不愈，发咳逆，痎疟，连岁月不已。以季夏戊己日得之，何也？肺病传肝，肝当传脾，脾适以季夏王，王者不受邪，肝复欲还肺，肺不肯受，因留结为积，故知肥气以季夏得之。

肝病，其色青，手足拘急，胁下苦满，或时眩冒，其脉弦长，此为可治。宜服防风竹沥汤、秦艽散。春当刺大敦，夏刺行间，冬刺曲泉，皆补之；季夏刺太冲，秋刺中郄，皆泻之。又当灸期门百壮、背第九椎五十壮。

肝病者，必两胁下痛引小腹，令人善怒。虚则目肮肮无所见，耳无所闻，善恐，如人将捕之。若欲治之，当取其经。

足厥阴与少阳气逆，则头目痛，耳聋不聪，颊肿，取血者。

邪在肝，则两胁中痛，寒中。恶血在内，胻善瘛，节时肿。取之行间以引胁下，补三里以温胃中，取血脉以散恶血，取耳间青脉以去其瘛。

足厥阴之脉，起于大指聚毛之际，上循足跗上廉，去内踝一寸，上踝八寸，交出太阴之后，上腘内廉，循股，入阴毛中①，环阴器②，抵少腹，侠胃，属肝，络胆，上贯膈，布胁肋，循喉咙之后，上入颃颡，连目系，上出额，与督脉会于巅。其支者，从目系下颊里，环唇内。其支者，复从肝别贯膈③，上注肺中。是动则病腰痛，不可以俯仰，丈夫㿉疝，妇人少腹肿，甚则嗌干，面尘脱色。是主肝所生病者，胸满，呕逆，洞泄，狐疝，遗溺，闭癃。盛者，则寸口大一倍于人迎；虚者，则寸口反小于人迎也。

足厥阴之别，名曰蠡沟，去内踝上五寸，别走少阳。其别者，循经上睾，结于茎。其病气逆，则睾肿卒疝。实则挺长，热虚则暴痒。取之所别。

---

① 循股，入阴毛中：原作"循股阴，入毛中"，据影宋本、元本、守山阁本改。
② 器：原作"气"，据影宋本、元本、守山阁本改。
③ 膈：原作"革"，据影宋本、元本、守山阁本改。

肝病，胸满胁胀，善恚怒，叫呼，身体有热而复恶寒，四肢不举，面目白，身体滑。其脉当弦长而急，今反短涩，其色当青而反白者，此是金之克木，为大逆，十死不治。

·胆足少阳经病证第二·

胆病者，善太息，口苦，呕宿汁，心澹澹恐，如人将捕之，嗌中介介然，数唾。候在足少阳之本末，亦见其脉之陷下者，灸之；其寒热，刺阳陵泉。善呕，有苦汁，长太息，心中澹澹，善悲恐，如人将捕之，邪在胆，逆在胃。胆溢则口苦，胃气逆则呕苦汁，故曰呕胆。刺三里，以下胃气逆；刺足少阳血络，以闭胆；却调其虚实，以去其邪也。

胆胀者，胁下痛胀，口苦，太息。

厥气客于胆，则梦斗讼。

足少阳之脉，起于目兑眦，上抵头角，下耳后，循颈，行手少阳之脉前，至肩上，却交手少阳之后，入缺盆。其支者，从耳后入耳中，出走耳前，至兑眦后。其支者，别兑眦，下大迎，合手少阳于颐，**一本云：别兑眦，上迎手少阳于巅**。下加颊车，下颈，合缺盆，以下胸中，贯膈，络肝，属胆，循胁里，出气街，绕毛际，横入髀厌中。其直者，从缺盆下腋，循胸中，过季胁，下合髀厌中，以下循髀阳，出膝外廉，下外辅骨之前，直下抵绝骨之端，下出外踝之前，循足跗上，出小指次指之端。其支者，跗上入大指之间，循大指歧内，出其端，还贯入爪甲，出三毛。是动则病口苦，善太息，心胁痛，不能反侧，甚则面微尘，体无膏泽，足外反热，是为阳厥。是主骨所生病者，头痛角，颔痛，目兑眦痛，缺盆中肿痛，腋下肿痛，马刀挟瘿，汗出，振寒，疟，胸中、胁肋、髀、膝外至胫、绝骨、外踝前及诸节皆痛，小指次指不用。盛者，则人迎大一倍于寸口；虚者，则人迎反小于寸口也。

·心手少阴经病证第三·

心气虚则悲不已，实则笑不休。心气虚，则梦救火，伤物，得其时则梦燔灼。心气盛，则梦喜笑及恐畏。厥气客于心，则梦兵烟火。

病在心，日中慧，夜半甚，平旦静。

病先发于心者，心痛；一日之肺，喘咳；三日之肝，胁痛支满；五日之脾，闭塞不通，身痛体重；三日不已，死，冬夜半、夏日中。

心脉搏坚而长，当病舌卷不能言。其软而散者，当病消渴，自已。心脉沉之小而紧，浮之不喘，苦心下聚气而痛，食不下，喜咽唾，时手足热，烦满，时忘，不乐，喜太息，得之忧思。

赤脉之至也，喘而坚。诊曰有积气在中，时害于食，名曰心痹。得之外疾，思虑而心虚，故邪从之。

心脉急，名曰心疝，小腹当有形。其以心为牡脏，小肠为之使，故小腹当有形。

邪哭使魂魄不安者，血气少也。血气少者，属于心。心气虚者，其人即畏一作衰，合目欲眠，梦远行而精神离散，魂魄妄行。阴气衰者即为癫，阳气衰者即为狂。五脏者，魂魄之宅舍，精神之所依托也。魂魄飞扬者，其五脏空虚也，即邪神居之，神灵所使，鬼而下之，脉短而微，其脏不足，则魂魄不安。魂属于肝，魄属于肺。肺主津液，即为涕泣。肺气衰者，即为泣出。肝气衰者，魂不安。肝主善怒，其声呼。

心中风者，翕翕发热，不能起，心中饥而欲食，食则呕。

心中寒者，其人病心如啖蒜状。剧者，心痛彻背，背痛彻心，如虫注。其脉浮者，自吐乃愈。

愁忧思虑则伤心，心伤则苦惊，喜忘，善怒。心伤者，其人劳倦即头面赤而下重，心中痛彻背，自发烦热，当脐跳手，其脉弦，此为心脏伤所致也。

心胀者，烦心，短气，卧不安。

心水者，其人身体重一作肿而少气，不得卧，烦而躁，其阴大肿。

肾乘心，必瘛。

真心痛，手足清至节，心痛甚，旦发夕死，夕发旦死。

心腹痛，懊憹，发作肿聚，往来上下行，痛有休作，心腹中热，苦渴，涎出，是蛔咬也。以手聚而坚，持之毋令得移，以大针刺之，久持之，虫不动，乃出针。肠中有虫蛔咬，皆不可取以小针。

心之积，名曰伏梁，起于脐上，上至心，大如臂。久久不愈，病烦心，心痛。以秋庚辛日得之，何也？肾病传心，心当传肺，肺适以秋王，王者不受邪，心复欲还肾，肾不肯受，因留结为积，故知伏梁以秋得之。

心病，其色赤，心痛，短气，手掌烦热，或啼笑骂詈，悲思愁虑，面赤身热，其脉实大而数，此为可治。春当刺中冲，夏刺劳宫，季夏刺太陵，皆补之；秋刺间使，冬刺曲泽，皆泻之。**此是手厥阴心包络经**。又当灸巨阙五十壮、背第五椎百壮。

心病者，胸内痛，胁支满，两胁下痛，膺背肩甲间痛，两臂内痛。虚则胸腹大，胁下与腰背相引而痛。取其经手少阴、太阳，舌下血者，其变病，刺郄中血者。

邪在心，则病心痛，善悲，时眩仆，视有余不足而调其输。

黄帝曰：手少阴之脉独无输，何也？岐伯曰：少阴者，心脉也。心者，五脏六腑之大主也。心为帝王，精神之所舍，其脏坚固，邪不能客。客之则伤心，心伤则神去，神去则身死矣。故诸邪在于心者，皆心之包络。包络也者，心主之脉也，故少阴无输焉。少阴无输，心不病乎？对曰：其外经腑病，脏不病，故独取其经于掌后兑骨之端也。

手心主之脉，起于胸中，出属心包，下膈，历络三焦。其支者，循胸，出胁，下腋三寸，上抵腋，下循臑内，行太阴、少阴之间，入肘中，下臂，行两筋之间，入掌中，循中指出其端。其支者，别掌中，循小指次指出其端。是动则病手心热，肘臂挛急，腋肿，甚则胸胁支满，心中澹澹大动，面赤目黄，善笑不休。是主脉所生病者，烦心，心痛，掌中热。盛者，则寸口大一倍于人迎；虚则寸口反小于人迎也。

手心主之别，名曰内关，去腕二寸，出于两筋间，循经以上，系于心包络，心系气实则心痛，虚则为烦心，取之两筋间。

心病，烦闷，少气，大热，热上荡心，呕吐，咳逆，狂语，汗出如珠，身体厥冷。其脉当浮今反沉濡而滑，其色当赤而反黑者，此是水之克火，为大逆，十死不治。

·小肠手太阳经病证第四·

小肠病者，小腹痛，腰脊控睾而痛，时窘乏，复耳前热。若寒甚，独肩上热，及手小指次指之间热。若脉陷者，此其候也。

小腹控睾，引腰脊，上冲心，邪在小肠者，连睾系，属于脊，贯肝肺，络心系。气盛则厥逆，上冲肠胃，动肝肺，散于肓，结于厌，一作齐。故取之肓原以散之，刺太阴以与之，取厥阴以下之，取巨虚下廉以去之，按其所过之经以调之。

小肠有寒，其人下重，便脓血，有热，必痔。

小肠有宿食，常暮发热，明日复止。

小肠胀者，小腹䐜胀，引腹而痛。

厥气客于小肠，则梦聚邑街衢。

手太阳之脉，起于小指之端，循手外侧，上腕，出踝中，直上，循臂骨下廉，出肘内侧两骨之间，上循臑外后廉，出肩解，绕肩甲，交肩上，入缺盆，向腋，络心，循咽，下膈，抵胃，属小肠。其支者，从缺盆循颈上颊，至目兑眦，却入耳中。其支者，别颊，上䪼，抵鼻，至目内眦，斜络于颧。是动则病嗌痛，颔肿，不可以顾，肩似拔，臑似折。是主液所生病者，耳聋，目黄，颊颔肿，颈、肩、臑、肘、臂外后廉痛。盛者，则人迎大再倍于寸口；虚者，则人迎反小于寸口也。

·脾足太阴经病证第五·

脾气虚，则四肢不用，五脏不安；实，则腹胀，泾溲不利。

脾气虚，则梦饮食不足，得其时，则梦筑垣盖屋。脾气盛，则梦歌乐，体重，手足不举。

厥气客于脾，则梦丘陵大泽，坏屋风雨。

病在脾，日昳慧，平旦甚，日中持，下晡静。

病先发于脾，闭塞不通，身痛体重；一日之胃，而腹胀；二日之肾，小腹腰脊痛，胫酸；三日之膀胱，背胪筋痛，小便闭；十日不已，死。冬人定，夏晏食。

脾脉搏坚而长，其色黄，当病少气。其软而散，色不泽者，当病足䯒肿，若水状。

脾脉沉之而濡，浮之而虚，苦腹胀，烦满，胃中有热，不嗜食，食而不化，大便难，四肢苦痹。时不仁，得之房内。月使不来，来而频并。

黄脉之至也，大而虚，有积气在腹中，有厥气，名曰厥疝，女子同法。得之疾使四肢，汗出当风。

寸口脉弦而滑，弦则为痛，滑则为实。痛即为急，实即为踊，痛踊相搏，即胸胁抢急。

趺阳脉浮而涩，浮即胃气微，涩即脾气衰，微衰相搏，即呼吸不得，此为脾家失度。

寸口脉双紧，即为入，其气不出，无表有里，心下痞坚。

趺阳脉微而涩，微即无胃气，涩即伤脾。寒在于膈，而反下之，寒积不消，胃微脾伤，谷气不行，食已自噫。寒在胸膈，上虚下实，谷气不通，为秘塞之病。

寸口脉缓而迟，缓则为阳，卫气长；迟则为阴，荣气促。荣卫俱和，刚柔相得，三焦相承，其气必强。

趺阳脉滑而紧，滑即胃气实，紧即脾气伤。得食而不消者，此脾不治也。能食而腹不满，此为胃气有余。腹满而不能食，心下如饥，此为胃气不行，心气虚也。得食而满者，此为脾家不治。

脾中风者，翕翕发热，形如醉人，腹中烦重，皮肉𥄫𥄫而短气也。

凡有所击仆，若醉饱入房，汗出当风，则伤脾。脾伤则中气，阴阳离别，阳不从阴，故以三分候死生。

脾气弱，病利，下白，肠垢，大便坚，不能更衣，汗出不止，名曰脾气弱。或五液注下，青、黄、赤、白、黑。

病人鼻下平者，胃病也。微赤者，病发痈；微黑者，有热；青者，有寒；白者，不治。唇黑者，胃先病。微燥而渴者，可治；不渴者，不可治。脐反出者，此为脾先落。一云先终。

脾胀者，善哕，四肢急，体重不能衣。一作枚。

脾水者，其人腹大，四肢苦重，津液不生，但苦少气，小便难。

趺阳脉浮而涩，浮则胃气强，涩则小便数，浮涩相搏，大便则坚，其脾为约。脾约者，其人大便坚，小便利而反不渴。

凡人病脉已解，而反暮微烦者，人见病者差安，而强与谷，脾胃气尚弱，不能消谷，故令微烦。损谷则愈。

脾之积，名曰痞气，在胃脘，覆大如盘。久久不愈，病四肢不收，黄瘅，食饮不为肌肤。以冬壬癸日得之，何也？肝病传脾，脾当传肾，肾适以冬王，王者不受邪，脾复欲还肝。肝不肯受，因留结为积，故知痞气以冬得之。

脾病，其色黄，饮食不消，腹苦胀满，体重节痛，大便不利，其脉微缓而长，此为可治。宜服平胃丸、泻脾丸、茱萸丸、附子汤。春当刺隐白，冬刺阴陵泉，皆泻之；夏刺大都，季夏刺公孙，秋刺商丘，皆补之。又当灸章门五十壮，背第十一椎百壮。

脾病者，必身重，苦饥，足痿不收。《素问》作善饥，肉痿，足不收。胻善瘛，脚下痛；虚则腹胀，肠鸣，溏泄，食不化。取其经足太阴、阳明、少阴血者。

邪在脾则肌肉痛。阳气有余，阴气不足，则热中，善饥；阳气不足，阴气有余，则寒中，肠鸣腹痛；阴阳俱有余，若俱不足，则有寒有热。皆调其三里。

足太阴之脉，起于大指之端，循指内侧白肉际，过核骨后，上内踝前廉，上腨内，循胻骨后，交出厥阴之前，上循膝股内前廉，入腹，属脾，络胃，上膈，侠咽，连舌本，散舌下。其支者，复从胃别上膈，注心中。是动则病舌本强，食则呕，一作吐。胃管痛，腹胀，善噫，得后与气，则快然而食，身体皆重。是主脾所生病者，舌本痛，体不能动摇，食不下，烦心，心下急痛，寒疟，溏，瘕，泄，水闭，黄疸，好卧，不能食肉，唇青，强立，股膝内痛厥，足大指不用。盛者，则寸口大三倍于人迎；虚者，则寸口反小于人迎也。

足太阴之别，名曰公孙，去本节后一寸，别走阳明。其别者，入络肠胃。厥气上逆，则霍乱。实则腹中切痛，虚则鼓胀。取之所别。

脾病，其色黄，体青，失溲，直视，唇反张，爪甲青，饮食吐逆，体重节痛，四肢不举。其脉当浮大而缓，今反弦急，其色当黄，今反青，此是木之克土，为大逆，十死不治。

·胃足阳明经病证第六·

胃病者，腹胀，胃脘当心而痛，上支两胁，膈咽不通，饮食不下，取三里。

饮食不下，膈塞不通，邪在胃脘。在上脘，则抑而刺之；在下脘，则散而去之。

胃脉搏坚而长，其色赤，当病折髀。其软而散者，当病食痹，髀痛。胃中有癖，食冷物者，痛不能食，食热则能食。胃胀者，腹满，胃脘痛，鼻闻焦臭，妨于食，大便难。

诊得胃脉，病形何如？曰：胃实则胀，虚则泄。

病先发于胃，胀满；五日之肾，少腹腰脊痛，胫酸；三日之膀胱，背胠筋痛，小便闭；五日上之脾，闭塞不通，身痛体重；《灵枢》云：上之心。六日不已，死。冬夜半后，夏日昳。六日一作三日。

脉浮而芤，浮则为阳，芤则为阴，浮芤相搏，胃气生热，其阳则绝。

趺阳脉浮者，胃气虚也。趺阳脉浮大者，此胃家微，虚烦，圊必日再行。芤而有胃气者，脉浮之大而软，微按之芤，故知芤而有胃气也。趺阳脉数者，胃中有热，即消谷引食。趺阳脉涩者，胃中有寒，水谷不化。趺阳脉粗粗而浮者，其病难治。趺阳脉浮迟者，故久病。趺阳脉虚则遗溺，实则失气。

动作头痛重，热气朝者，属胃。

厥气客于胃，则梦饮食。

足阳明之脉，起于鼻交頞中，旁约太阳之脉，下循鼻外，入上齿中，还出侠口，环唇，下交承浆。却循颐后下廉出大迎，循颊车，上耳前，过客主人，循发际，至额颅。其支者，从大迎前下人迎，循喉咙，入缺盆，下膈，属胃，络脾。其直者，从缺盆下乳内廉，下侠脐，入气街中。其支者，起胃下口，循腹里，下至气街中而合，以下髀关，抵伏兔，下入膝膑中，下循胻外廉，下足跗，入中指内间。其支者，下膝三寸而别，以下入中指外间。其支者，别跗上，入大指间，出其端。是动则病悽悽然振寒，善伸，数欠，颜黑。病至则恶人与火，闻木音则惕然而惊，心动，欲独闭户牖而处，甚则欲上高而歌，弃衣而走，贲响腹胀，是为骭**一作骱**厥。是主血血**一作胃**所生病者，狂，疟，**一作瘦**。温，淫汗出，衄衄，口喎，唇紧，颈肿，喉痹，大腹水肿，膝膑痛，循膺、乳、街、股、伏菟、骭外廉、足跗上皆痛，中指不用。气盛，则身以前皆热，其有余于胃，则消谷善饥，溺色黄；气不足，则身以前皆寒栗，胃中寒则胀满。盛者，则人迎大三倍于寸口；虚者，则人迎反小于寸口也。

·肺手太阴经病证第七·

肺气虚则鼻息不利[①]，少气；实则喘喝，胸凭仰息。肺气虚则梦见白物，见人斩血藉藉，得其时，则梦见兵战；肺气盛则梦恐惧，哭泣。厥气客于肺，则梦飞扬[②]，见金铁之器奇物。

病在肺，下晡慧，日中甚，夜半静。

病先发于肺，喘咳；三日之肝，胁痛支满；一日之脾，闭塞不通，身痛体重；五日之胃，腹胀；十日不已，死。冬日入，夏日出。

肺脉搏坚而长，当病吐血；其濡而散者，当病漏汗。**漏，一作灌**。至今不复散发。

肺脉沉之而数，浮之而喘，苦洗洗寒热，腹满，肠中热，小便赤，肩背痛，从腰已上汗出。得之房内，汗出当风。

白脉之至也，喘而浮大，上虚下实，惊，有积气在胸中，喘而虚，名曰肺痹。寒热，得之因醉而使内也。

肺中风者，口燥而喘，身运而重，冒而肿胀。

肺中寒者，其人吐浊涕。

形寒寒饮则伤肺，以其两寒相感，中外皆伤，故气逆而上行。肺伤者，其人劳倦则咳唾血。其脉细紧浮数，皆吐血，此为躁扰嗔怒得之[③]，肺伤气

① 不：原无，据《灵枢》补。
② 梦：原无，据影宋本、元本、守山阁本补。
③ 躁：原作"操"，据影宋本、元本改。

拥所致。

肺胀者，虚而满，喘咳逆倚息，目如脱状，其脉浮。

肺水者，其人身体重，而小便难，时时大便鸭溏。

肝乘肺，必作虚满。

脉软而弱，弱反在关，软反在颠。浮反在上，弱反在下。浮则为阳，弱则血不足，必弱为虚。浮弱自别，浮则自出，弱则为入。浮则为出不入，此为有表无里；弱则为入不出，此为无表有里。阳出极汗，齐腰而还，此为无表有里，故名曰厥阳。在当汗出不汗出。

趺阳脉浮缓，少阳微紧，微为血虚，紧为微寒，此为鼠乳。其病属肺。

肺之积，名曰息贲，在右胁下，覆大如杯。久久不愈，病洒洒寒热，气逆喘咳，发肺痈，以春甲乙日得之，何也？心病传肺，肺当传肝，肝适以春王，王者不受邪，肺复欲还心，心不肯受，因留结为积，故知息贲以春得之。

肺病，其色白，身体但寒无热，时时咳，其脉微迟，为可治。宜服五味子大补肺汤、泻肺散。春当刺少商，夏刺鱼际，皆泻之；季夏刺太渊，秋刺经渠，冬刺尺泽，皆补之。又当灸膻中百壮、背第三椎二十五壮。

肺病者，必喘咳，逆气，肩息，背痛，汗出，尻、阴、股、膝挛，髀、腨、胻、足皆痛。虚则少气，不能报息，耳聋，嗌干。取其经手太阴、足太阳之外、厥阴内少阴血者。

邪在肺，则皮肤痛，发寒热，上气，气喘，汗出，咳动肩背。取之膺中、外输，背第三椎之傍，以手痛按之快然，乃刺之，取之缺盆中以越之。

手太阴之脉，起于中焦，下络大肠，还循胃口，上膈，属肺，从肺系横出腋下，下循臑内，行少阴、心主之前，下循臂内上骨下廉，入寸口，上鱼，循鱼际，出大指之端。其支者，从腕后直次指内廉，出其端。是动则病肺胀满，膨膨而喘咳，缺盆中痛，甚则交两手而瞀，是为臂厥。是主肺所生病者，咳，上气，喘喝，烦心，胸满，臑臂内前廉痛，掌中热。气盛有余，则肩背痛，风，汗出，小便数而欠；气虚，则肩背痛，寒，少气不足以息，溺色变，卒遗失无度。盛者，则寸口大三倍于人迎；虚者，则寸口反小于人迎也。

手太阴之别，名曰列缺。起于腋下一云腕上分间，别走阳明。其别者，并太阴之经，直入掌中，散入于鱼际。其实则手锐掌起①，虚则欠㰦，小便遗数。取之去腕一寸半。

肺病，身当有热，咳嗽，短气，唾出脓血。其脉当短涩，今反浮大，其色当白，而反赤者，此是火之克金，为大逆，十死不治。

·大肠手阳明经病证第八·

大肠病者，肠中切痛而鸣濯濯，冬日重感于寒则泄，当脐而痛，不能久立。与胃同候。取巨虚上廉。

肠中雷鸣，气上冲胸，喘，不能久立，邪在大肠。刺肓之原、巨虚上廉、三里。

大肠有寒，鹜溏；有热，便肠垢。

大肠有宿食，寒栗发热，有时如疟状。

大肠胀者，肠鸣而痛，寒则泄，食不化。

厥气客于大肠，则梦田野。

手阳明之脉，起于大指次指之端外侧，循指上廉，出合谷两骨之间，上入两筋之中，循臂上廉，上入肘外廉，循臑外前廉，上肩，出髃骨之前廉，上出柱骨之会上，下入缺盆，络肺，下膈，属大肠。其支者，从缺盆直入，上颈，贯颊，入下齿缝中，还出侠口，交人中，左之右，右之左，上侠鼻孔。是动则病齿痛，颈肿。是主津所生病者，目黄，口干，鼽衄，喉痹，肩前臑痛，大指次指痛不用。气盛有余，则当脉所过者热肿；虚，则寒栗不复。盛者，则人迎大三倍于寸口；虚者，则人迎反小于寸口也。

---

① 起：《灵枢》作"热"。

·肾足少阴经病证第九·

肾气虚，则厥逆；实，则胀满，四肢正黑。肾气虚，则梦见舟船溺人，得其时，梦伏水中，若有畏怖；肾气盛，则梦腰脊两解不相属。厥气客于肾，则梦临渊，没居水中。

病在肾，夜半慧，日乘四季甚，下晡静。

病先发于肾，小腹腰脊痛，胫酸。三日之膀胱，背胂筋痛，小便闭；二日上之心，心痛；三日之小肠，胀；四日不已，死。冬大食，夏晏晡。

肾脉搏坚而长，其色黄而赤，当病折腰。其软而散者，当病少血。

肾脉沉之大而坚，浮之大而紧，苦手足骨肿厥而阴不兴，腰脊痛，小腹肿，心下有水气，时胀闭，时泄。得之浴水中，身未干而合房内，及劳倦发之。

黑脉之至也，上坚而大，有积气在小腹与阴，名曰肾痹。得之沐浴清水而卧。

凡有所用力举重，若入房过度，汗出如浴水，则伤肾。

肾胀者，腹满引背，央央然，腰髀痛。

肾水者，其人腹大脐肿，腰重痛，不得溺，阴下湿如牛鼻头汗，其足逆寒，大便反坚。

肾著之为病，从腰以下冷，腰重如带五千钱。

肾著之病，其人身体重，腰中冷如冰状。一作如水洗状。一作如坐水中，形如水状。反不渴，小便自利，食饮如故，是其证也，病属下焦。从身劳汗出，衣里冷湿故，久久得之。

肾之积，名曰奔豚，发于小腹，上至心下，如豚奔走之状，上下无时。久久不愈，病喘逆，骨痿，少气，以夏丙丁日得之，何也？脾病传肾，肾当传心，心适以夏王，王者不受邪，肾复欲还脾，脾不肯受，因留结为积，故知奔豚以夏得之。

水流夜疾，何以故？师曰：土休，故流疾而有声。人亦应之，人夜卧则脾不动摇，脉为之数疾也。

肾病，其色黑，其气虚弱，吸吸少气，两耳苦聋，腰痛，时时失精，饮食减少，膝以下清，其脉沉滑而迟，此为可治。宜服内补散、建中汤、肾气丸、地黄煎。春当刺涌泉，秋刺伏留，冬刺阴谷，皆补之；夏刺然谷，季夏刺太溪，皆泻之。又当灸京门五十壮、背第十四椎百壮。

肾病者，必腹大，胫肿痛，喘咳，身重，寝汗出，憎风。虚即胸中痛，大腹、小腹痛，清厥，意不乐。取其经足少阴、太阳血者。

邪在肾，则骨痛、阴痹。阴痹者，按之而不得，腹胀，腰痛，大便难，肩背、颈项强痛，时眩。取之涌泉、昆仑，视有血者，尽取之。

足少阴之脉，起于小指之下，斜趣足心，出然骨之下，循内踝之后，别入跟中，以上腨内，出腘中内廉，上股内后廉，贯脊，属肾，络膀胱。其直者，从肾上贯肝膈，入肺中，循喉咙，侠舌本。其支者，从肺出络心，注胸中。是动则病饥而不欲食，面黑如炭色，一作地色。咳唾则有血，喉鸣而喘，坐而欲起，目䀮䀮无所见，心悬若饥状，气不足则善恐，心惕惕若人将捕之，是为肾厥。一作痿。是主肾所生病者，口热，舌干，咽肿，上气，嗌干及痛，烦心，心痛，黄疸，肠澼，脊、股内后廉痛，痿厥，嗜卧，足下热而痛。灸则强食而生害，一作肉。缓带被发，大杖重履而步。盛者，则寸口大再倍于人迎；虚者，则寸口反小于人迎也。

足少阴之别，名曰大钟。当踝后绕跟，别走太阳。其别者，并经上走于心包，下贯腰脊。其病，气逆则烦闷，实则闭癃，虚则腰痛，取之所别。

肾病，手足逆冷，面赤目黄，小便不禁，骨节烦疼，小腹结痛，气冲于心。其脉当沉细而滑，今反浮大，其色当黑而反黄，此是土之克水，为大逆，十死不治。

·膀胱足太阳经病证第十·

膀胱病者，小腹偏肿而痛，以手按之，则欲小便而不得，肩上热。若脉陷，足小指外侧及胫踝后皆热。若脉陷者，取委中。

膀胱胀者，小腹满而气癃。

病先发于膀胱者，背胁筋痛，小便闭。五日之肾，小腹、腰脊痛，胫酸。一日之小肠，胀；一日之脾，闭塞不通，身痛体重。二日不已，死。冬鸡鸣，夏下晡。一云日夕。

厥气客于膀胱，则梦游行。

足太阳之脉，起于目内眦，上额，交巅上。其支者，从巅至耳上角。其直者，从巅入络脑，还出别下项，循肩膊内，侠脊，抵腰中，入循膂，络肾，属膀胱。其支者，从腰中下会于后阴，下贯臀，入腘中。其支者，从膊内左右，别下贯胂，一作肿。过髀枢，循髀外后廉，下合腘中，以下贯腨内，出外踝之后，循京骨，至小指外侧。是动则病冲头痛，目似脱，项似拔，脊痛，腰似折，髀不可以曲，腘如结，腨如裂，是为踝厥。是主筋所生病者，痔、疟、狂、颠疾、头脑顶痛、目黄、泪出、鼽衄、项、背、腰、尻、腘、腨、脚皆痛，小指不用。盛者，则人迎大再倍于寸口；虚者，则人迎反小于寸口也。

·三焦手少阳经病证第十一·

三焦病者，腹胀气满，小腹尤坚，不得小便，窘急，溢则为水，留则为胀。候在足太阳之外大络，在太阳、少阳之间，亦见于脉。取委阳。

少腹病肿，不得小便，邪在三焦，约取太阳大络，视其结脉与厥阴小络结而血者肿，上及胃脘，取三里。

三焦胀者，气满于皮肤，壳壳然而坚，不疼。

热在上焦，因咳为肺痿。热在中焦，因腹坚。热在下焦，因溺血。

手少阳之脉，起于小指次指之端，上出两指之间，循手表腕，出臂外两骨之间，上贯肘，循臑外，上肩，而交出足少阳之后，入缺盆，交膻中，散络心包，下膈，遍属三焦。其支者，从膻中上出缺盆，上项，侠耳后，直上出耳上角，以屈下额，一作颊。至䪼。其支者，从耳后，入耳中，出走耳前，过客主人前，交颊，至目兑眦。是动则病耳聋，辉辉焞焞，嗌肿，喉痹。是主气所生病者，汗出，目兑眦痛，颊肿，耳后、肩、臑、肘、臂外皆痛，小指次指不用。盛者，则人迎大一倍于寸口；虚者，则人迎反小于寸口也。

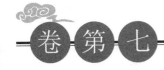
·病不可发汗证第一·

少阴病，脉细沉数，病为在里，不可发其汗。

脉浮而紧，法当身体疼痛，当以汗解。假令尺中脉迟者，不可发其汗。何以故然？此为荣气不足，血微少故也。

少阴病，脉微，一作濡而微弱。不可发其汗，无阳故也。

脉濡而弱，弱反在关，濡反在巅，微反在上，涩反在下。微则阳气不足，涩则无血。阳气反微，中风汗出而反躁烦，涩则无血，厥而且寒，阳微发汗，躁不得眠。

动气在右，不可发汗。发汗则衄而渴，心苦烦，饮即吐水。

动气在左，不可发汗。发汗则头眩，汗不止，筋惕肉𥆧。

动气在上，不可发汗。发汗则气上冲，正在心端。

动气在下，不可发汗。发汗则无汗，心中大烦，骨节苦疼，目运恶寒，食即反吐，谷不得前。一云谷不消化。

咽中闭塞，不可发汗。发汗则吐血，气微绝，手足逆冷，欲得蜷卧，不能自温。

诸脉数，动微弱，并不可发汗。发汗则大便难，腹中干，一云小便难，胞中干。胃燥而烦。

脉濡而弱，弱反在关，濡反在巅，弦反在上，微反在下。弦为阳运，微为阴寒，上实下虚，意欲得温。微弦为虚，不可发汗，发汗则寒栗，不能自还。咳者则剧，数吐涎沫，咽中必干，小便不利，心中饥烦，晬时而发，其形似疟，有寒无热，虚而寒栗。咳而发汗，蜷而苦满，**满一作心痛**。腹中复坚。

厥，不可发汗，发汗则声乱，咽嘶，舌痿，谷不得前。诸逆发汗，微者难愈，剧者言乱，睛眩者死，命将难全。

太阳病，得之八九日，如疟状，发热而恶寒，热多寒少，其人不呕，清便续自下，一日再三发，其脉微而恶寒。此为阴阳俱虚，不可复发汗也。

太阳病，发热恶寒，热多寒少，脉微弱，则无阳也，不可复发其汗。咽干燥者，不可发汗。

亡血家，不可攻其表，汗出则寒栗而振。

衄家，不可攻其表，汗出必额陷，脉上促急而紧，直视而不能眴，不得眠。

汗家，重发其汗，必恍惚心乱，小便已阴疼，可与禹余粮丸。

淋家，不可发汗，发其汗，必便血。

疮家，虽有身疼，不可攻其表，汗出自痓。**一作痉，下同**。

冬时发其汗，必吐利，口中烂，生疮。

下利清谷，不可攻其表，汗出必胀满。

咳而小便利，若失小便，不可攻其表，汗出则厥逆冷。汗出多坚，发其汗，亦坚。

伤寒一二日至四五日，厥者必发热，前厥者后必热，厥深者热亦深，厥微者热亦微。厥应下之，而反发其汗，必口伤烂赤。

病人脉数，数为有热，当消谷引食。反吐者，医发其汗，阳微，膈气虚，脉则为数，数为客阳，不能消谷，胃中虚冷，故令吐也。

伤寒四五日，其脉沉，烦而喘满。脉沉者，病为在里，反发其汗，津液越出，大便为难，表虚里实，久则谵语。

伤寒头痛，翕翕发热，形象中风，常微汗出。又自呕者，下之益烦，心懊忄农如饥，发汗则致痓，身强难以屈伸，熏之则发黄，不得小便，久则发咳唾。

太阳病，发其汗，因致痓。

伤寒脉弦细，头痛而反发热，此属少阳，少阳不可发其汗。

太阳与少阳并病，头项强痛，或眩冒，时如结胸，心下痞坚者，不可发其汗。

少阴病，咳而下利，谵语者，此被火气劫故也。小便必难，以强责少阴汗也。

少阴病，但厥无汗，而强发之，必动其血，未知从何道出，或从口鼻，或从目出者，是为下厥上竭，为难治。

伤寒有五，皆热病之类也。其形相象，根本异源。同病异名，同脉异经。病虽俱伤于风，其人自有痼疾，则不得同法。其人素伤于风，因复伤于热，风热相薄，则发风温，四肢不收，头痛身热，常汗出不解，治在少阴、厥阴，不可发汗。汗出谵语独语，内烦，躁扰不得卧，善惊，目乱无精，治之复发其汗，如此者医杀之也。

伤寒湿温，其人常伤于湿，因而中暍，湿热相薄，则发湿温。病苦两胫逆冷，腹满叉胸，头目痛苦，妄言，治在足太阴，不可发汗。汗出必不能言，耳聋，不知痛所在，身青，面色变，名曰重暍，如此者医杀之也。上二首出《医律》。

·病可发汗证第二·

大法，春夏宜发汗。

凡发汗，欲令手足皆周至，漐漐一时间益佳，但不欲如水流离。若病不解，当重发汗。汗多则亡阳，阳虚不得重发汗也。

凡服汤药发汗，中病便止，不必尽剂也。

凡云可发汗而无汤者，丸散亦可用，要以汗出为解，然不如汤随证良。

太阳病，外证未解，其脉浮弱，当以汗解，宜桂枝汤。

太阳病，脉浮而数者，可发其汗，属桂枝汤。

阳明病，脉迟，汗出多，微恶寒，表为未解，可发其汗，属桂枝汤。

夫病脉浮大，问病者，言便坚耶。设利者为虚，大逆。坚为实，汗出而解，何以故？脉浮，当以汗解。

伤寒，其脉不弦紧而弱，弱者必渴，被火必谵语。弱者发热，脉浮者解之，当汗出愈。

病者烦热，汗出即解。复如疟状，日晡所发热，此属阳明。脉浮虚者，当发其汗，属桂枝汤。

病常自汗出，此为荣气和，荣气和而外不解，此卫不和也。荣行脉中，为阴，主内；卫行脉外，为阳，主外。复发其汗，卫和则愈，属桂枝汤。

病人脏无他病，时发热自汗出，而不愈，此卫气不和也。先其时发汗则愈，属桂枝汤。

脉浮而紧，浮则为风，紧则为寒，风则伤卫，寒则伤荣，荣卫俱病，骨节烦疼，可发其汗，宜麻黄汤。

太阳病不解，热结膀胱，其人如狂，血必自下，下者即愈。其外未解者，尚未可攻，当先解其外，属桂枝汤。

太阳病，下之，微喘者，表未解故也。属桂枝加厚朴杏子汤。

伤寒病，脉浮紧，不发其汗，因衄，属麻黄汤。

阳明病，脉浮，无汗，其人必喘。发其汗则愈，属麻黄汤。

太阴病①，脉浮者，可发其汗，属桂枝汤。

太阳病，脉浮紧，无汗而发热，其身疼痛，八九日不解，表候续在，此当发其汗，服汤微除。发烦目瞑，剧者必衄，衄乃解。所以然者，阳气重故也。属麻黄汤。

脉浮者，病在表，可发其汗，属桂枝汤。**一云麻黄汤。**

伤寒不大便六七日，头痛有热，与承气汤，其大便反青。**一作小便清。**此为不在里故在表也，当发其汗。头痛者，必衄，属桂枝汤。

下利后，身体疼痛，清便自调，急当救表，宜桂枝汤。

太阳病，头痛发热，汗出恶风，若恶寒，属桂枝汤。

太阳中风，阳浮而阴濡弱。浮者热自发，濡弱者汗自出，啬啬恶寒，淅淅恶风，翕翕发热，鼻鸣干呕，属桂枝汤。

太阳病，发热汗出，此为荣弱卫强，故使汗出，欲救邪风，属桂枝汤。

太阳病，下之，气上撞，可与桂枝汤；不撞，不可与之。

太阳病，初服桂枝汤，而反烦不解者，法当先刺风池、风府，却与桂枝汤则愈。

烧针令其汗，针处被寒，核起而赤者，必发贲豚。气从少腹上撞心者，灸其核上一壮，与桂枝加桂汤。

太阳病，项背强几几，反汗出恶风，属桂枝加葛根汤。

---

① 阴：原作"阳"，据影宋本、元本、守山阁本改。

太阳病，项背强几几，无汗恶风，属葛根汤。

太阳与阳明合病，而自利不呕者，属葛根汤。

太阳与阳明合病，不下利，但呕，属葛根加半夏汤。

太阳病，桂枝证，医反下之，遂利不止，其脉促者，表未解，喘而汗出，属葛根黄芩黄连汤。

太阳病，头痛发热，身体疼，腰痛，骨节疼痛，恶风，无汗而喘，属麻黄汤。

太阳与阳明合病，喘而胸满，不可下也，属麻黄汤。

太阳中风，脉浮紧，发热恶寒，身体疼痛，不汗出而烦躁，头痛，属大青龙汤。脉微弱，汗出恶风，不可服之。服之则厥，筋惕肉瞤，此为逆也。

伤寒脉浮缓，其身不疼，但重，乍有轻时，无少阴证者，大青龙汤发之。

伤寒表不解，心下有水气，干呕，发热而咳，或渴，或利，或噎，或小便不利，小腹满，或微喘，属小青龙汤。

伤寒，心下有水气，咳而微喘，发热不渴，服汤已而渴者，此寒去，为欲解，属小青龙汤。

阳明中风，脉弦浮大而短气，腹部满，胁下及心痛，久按之，气不通，**一作按之不痛**。鼻干，不得汗，嗜卧，一身及目悉黄，小便难，有潮热，时时哕，耳前后肿，刺之小瘥，外不解，病过十日，脉续浮，与小柴胡汤。但浮，无余证，与麻黄汤。不溺，腹满加哕，不治。

太阳病，十日以去，脉浮细，嗜卧，此为外解。设胸满胁痛，与小柴胡汤。脉浮者，属麻黄汤。

中风，往来寒热，伤寒五六日以后，胸胁苦满，嘿嘿不欲饮食，烦心喜呕，或胸中烦而不呕，或渴，或腹中痛，或胁下痞坚，或心中悸，小便不利，或不渴，外有微热，或咳者，属小柴胡汤。

伤寒四五日，身体热，恶风，颈项强，胁下满，手足温而渴，属小柴胡汤。

伤寒六七日，发热，微恶寒，支节烦疼，微呕，心下支结，外证未去者，属柴胡桂枝汤①。

少阴病，得之二三日，麻黄附子甘草汤微发汗，以二三日无里证，故微

---

① 柴胡桂枝汤：原作"小柴胡汤"，据影宋本、元本、守山阁本改。

发汗也。

脉浮，小便不利，微热，消渴，与五苓散，利小便发汗。

·病发汗以后证第三·

二阳并病，太阳初得病时，发其汗，汗先出，复不彻，因转属阳明，续自微汗出，不恶寒。若太阳证不罢，不可下，下之为逆，如此者，可小发其汗。设面色缘缘正赤者，阳气怫郁在表，当解之、熏之。若发汗不大彻，不足言，阳气怫郁不得越。当汗而不汗，其人躁烦，不知痛处，乍在腹中，乍在四肢，按之不可得，其人短气但坐，汗出而不彻故也，更发其汗即愈。何以知其汗不彻？脉涩，故以知之。

未持脉时，病人叉手自冒心，师因教试令咳而不即咳者，此必两耳无所闻也。所以然者，重发其汗，虚故也。

发汗后，饮水多者必喘，以水灌之亦喘。

发汗后，水药不得入口为逆。若更发其汗，必吐下不止。

阳明病，本自汗出，医复重发其汗，病已瘥，其人微烦，不了了，此大便坚也。以亡津液，胃中干燥，故令其坚。当问小便日几行，若本日三四行，今日再行者，必知大便不久出。今为小便数少，津液当还入胃中，故知必当大便也。

发汗多，又复发其汗，此为亡阳。若谵语、脉短者，死；脉自和者，不死。

伤寒发其汗，身目为黄，所以然者，寒食相搏在里不解故也。

病人有寒，复发其汗，胃中冷，必吐蛔。

太阳病，发其汗，遂漏而不止，其人恶风，小便难，四肢微急，难以屈伸，属桂枝加附子汤。

服桂枝汤，大汗出，若脉但洪大，与桂枝汤。若其形如疟，一日再三发，汗出便解，属桂枝二麻黄一汤。

服桂枝汤，大汗出，大烦渴不解，若脉洪大，属白虎汤。

伤寒，脉浮，自汗出，小便数，心烦①，微恶寒，而脚挛急，反与桂枝汤欲攻其表，得之便厥，咽干，烦躁，吐逆，当作甘草干姜汤，以复其阳。厥愈足温，更作芍药甘草汤与之，其脚即伸。而胃气不和，谵语，可与承气汤。重发其汗，复加烧针者，属四逆汤。

伤寒，发汗以解，半日许复烦，其脉浮数，可复发其汗，属桂枝汤。

发汗后，身体疼痛，其脉沉迟，属桂枝加芍药生姜人参汤。

发汗后，不可更行桂枝汤，汗出而喘，无大热，可以麻黄杏子甘草石膏汤。

发汗过多，以后，其人叉手自冒心，心下悸，而欲得按之，属桂枝甘草汤。

发汗后，其人脐下悸，欲作贲豚，属茯苓桂枝甘草大枣汤。

发汗后，腹胀满，属厚朴生姜半夏甘草人参汤。

发其汗不解，而反恶寒者，虚故也，属芍药甘草附子汤。不恶寒，但热者，实也，当和其胃气，宜小承气汤。

太阳病，发汗，若大汗出，胃中燥烦不得眠，其人欲饮水，当稍饮之，令胃中和则愈。

发汗已，脉浮而数，复烦渴者，属五苓散。

伤寒，汗出而渴，属五苓散；不渴，属茯苓甘草汤。

太阳病，发其汗，汗出不解，其人发热，心下悸，头眩，身瞤而动，振振欲擗地，属真武汤②。

伤寒，汗出，解之后，胃中不和，心下痞坚，干噫食臭，胁下有水气，腹中雷鸣而利，属生姜泻心汤。

伤寒发热，汗出不解后，心中痞坚，呕而下利，属大柴胡汤。

太阳病三日，发其汗不解，蒸蒸发热者，属于胃也，属承气汤。

大汗出，热不去，内拘急，四肢疼，下利，厥逆而恶寒，属四逆汤。

发汗多，亡阳谵语者，不可下，与柴胡桂枝汤，和其荣卫，以通津液，后自愈。

---

① 心烦：原作"颇复"，据《伤寒论》改。
② 真：原作"元"，据影宋本、元本改。

脉经

卷第七

193

·病不可吐证第四·

太阳病，当恶寒而发热，今自汗出，反不恶寒发热，关上脉细而数，此医吐之过也。若得病一日二日吐之，腹中饥，口不能食。三日四日吐之，不喜糜粥，欲食冷食，朝食暮吐，此医吐之所致也，此为小逆。

太阳病，吐之者，但太阳当恶寒，今反不恶寒，不欲近衣，此为吐之内烦也。

少阴病，饮食入则吐，心中温温欲吐，复不能吐，始得之，手足寒，脉弦迟，此胸中实，不可下。若膈上有寒饮，干呕者，不可吐，当温之。

诸四逆厥者，不可吐之，虚家亦然。

·病可吐证第五·

大法，春宜吐。

凡服汤吐，中病便止，不必尽剂也。

病如桂枝证，其头不痛，其项不强，寸口脉微浮，胸口痞坚，气上撞咽喉，不得息，此为胸有寒，当吐之。

病胸上诸实，胸中郁郁而痛，不能食，欲使人按之，而反有浊唾，下利日十余行，其脉反迟，寸口微滑，此可吐之，利即止。

少阴病，饮食入即吐，心中温温欲吐，复不能吐，当遂吐之。

宿食在上脘，当吐之。

病者手足厥冷，脉乍紧，邪结在胸中，心下满而烦，饥不能食，病在胸中，当吐之。

· 病不可下证第六 ·

脉濡而弱，弱反在关，濡反在巅，微反在上，涩反在下，微则阳气不足，涩则无血。阳气反微，中风汗出，而反躁烦，涩则无血，厥而且寒。阳微不可下，下则心下痞坚。

动气在右，不可下。下则津液内竭，喉燥鼻干，头眩心悸。

动气在左，不可下。下之则腹里拘急，食不下，动气反剧，身虽有热，卧反欲蜷。

动气在上，不可下。下之则掌握热烦，身浮冷，热汗自泄，欲水自灌。

动气在下，不可下。下之则腹满，卒起头眩，食则下清谷，心下痞坚。

咽中闭塞，不可下。下之则上轻下重，水浆不下，卧则欲蜷，身体急痛，复下利日十数行。

诸外实，不可下。下之则发微热，亡脉则厥，当脐发热。

诸虚，不可下，下之则渴，引水者易愈，恶水者剧。

脉濡而弱，弱反在关，濡反在巅，弦反在上，微反在下。弦为阳运，微为阴寒，上实下虚，意欲得温。微弦为虚，虚者不可下。微则为咳，咳则吐涎沫。下之咳则止，而利不休，胸中如虫啮，粥入则出，小便不利，两胁拘急，喘息为难，颈项相牵，臂则不仁，极寒反出汗，躯冷若冰，眼睛不慧，语言不休，谷气多入，则为除中，口虽欲言，舌不得前。

脉濡而弱，弱反在关，濡反在巅，浮反在上，数反在下，浮为阳虚，数为无血，浮则为虚，数则生热。浮则为虚，自汗而恶寒。数则为痛，振而寒栗。微弱在关，胸下为急，喘满汗流，不得呼吸。呼吸之中，痛在于胁，振寒相搏，其形如疟。医反下之，令脉急数，发热，狂走见鬼，心下为痞，小便淋沥，少腹甚坚，小便血出。

脉濡而紧，濡则阳气微，紧则荣中寒。阳微卫中风，发热而恶寒。荣紧胃气冷，微呕心内烦。医以为大热，解肌而发汗。亡阳虚烦躁，心下苦痞坚。表里俱虚竭，卒起而头眩。客热在皮肤，怅怏不得眠。不知胃气冷，紧寒在关元。技巧无所施，汲水灌其身。客热应时罢，栗栗而振寒。重被而覆之，汗出而冒巅。体惕而又振，小便为微难。寒气因水发，清谷不容间。呕变反肠出，颠倒不得安。手足为微逆，身冷而内烦。迟欲从后救，安可复追还。

脉浮而大，浮为气实，大为血虚，血虚为无阴，孤阳独下阴部①，当小便难，胞中虚。今反小便利而大汗出，法卫家当微，今反更实，津液四射，荣竭血尽，虚烦不眠，血薄肉消，而成暴液。医以药攻其胃，此为重虚，客阳去有期，必下如污泥而死②。

趺阳脉迟而缓，胃气如经也。趺阳脉浮而数，浮则伤胃，数则动脾，此非本病，医特下之所为也。荣卫内陷，其数先微，脉反但浮，其人必大便坚，气噫而除。何以言之？脾脉本缓，今数脉动脾，其数先微，故知脾气不治。大便坚，气噫而除，今脉反浮，其数改微，邪气独留，心中则饥，邪热不杀谷③，潮热发渴，数脉当迟缓，脉因前后度数如法，病者则饥。数脉不时，则生恶疮。

脉数者，久数不止，止则邪结，正气不能复，正气却结于脏，故邪气浮之，与皮毛相得。脉数者，不可下，下之必烦，利不止。

少阴病，脉微，不可发其汗，无阳故也。阳已虚，尺中弱涩者，复不可下之。

脉浮大，应发其汗，医反下之，此为大逆。

脉浮而大，心下反坚，有热属脏者，攻之，不令发汗。属腑者，不令溲数，溲数则大便坚，汗多则热愈，汗少则便难。脉迟，尚未可攻。

二阳并病，太阳初得病时，发其汗，汗先出，复不彻，因转属阳明，欲自汗出，不恶寒，若太阳证不罢，不可下，下之为逆。

结胸证，其脉浮大，不可下，下之即死。

太阳与阳明合病，喘而胸满，不可下之。

太阳与少阳并病，心下痞坚，颈项强而眩，勿下之。

诸四逆厥者，不可下之，虚家亦然。

病欲吐者，不可下之。

太阳病，有外证未解，不可下，下之为逆。

病发于阳，而反下之，热入，因作结胸。发于阴，而反下之，因作痞。

---

① 孤阳独下阴部：原作"气实为孤阳"，据影宋本、元本、守山阁本改。

② 污：原作"汗"，据影宋本、元本、守山阁本改。

③ 不：原无，据影宋本、元本、守山阁本补。

病脉浮紧而下之，紧反入里，因作痞。

夫病阳多者热，下之则坚。

本虚，攻其热必哕。

无阳，阴强而坚，下之，必清谷而腹满。

太阴之为病，腹满而吐，食不下，下之益甚，腹时自痛，胸下结坚。

厥阴之为病，消渴，气上撞，心中疼热，饥而不欲食，甚者则欲吐，下之不肯止。

少阴病，其人饮食入则吐，心中温温欲吐，复不能吐。始得之，手足寒，脉弦迟，此胸中实，不可下也。

伤寒五六日，不结胸，腹濡，脉虚，复厥者，不可下，下之，亡血死。

伤寒，发热，但头痛，微汗出。发其汗则不识人。熏之则喘，不得小便，心腹满。下之则短气而腹满，小便难，头痛背强。加温针则必衄。

伤寒，其脉阴阳俱紧，恶寒发热，则脉欲厥。厥者，脉初来大，渐渐小，更来渐大，是其候也。恶寒甚者，翕翕汗出，喉中痛。热多者，目赤，睛不慧，医复发之，咽中则伤。若复下之，则两目闭，寒多清谷，热多便脓血。熏之则发黄，熨之则咽燥。小便利者可救，难者必危殆。

伤寒发热，口中勃勃气出，头痛目黄，衄不可制。贪水者必呕，恶水者厥，下之咽中生疮。假令手足温者，下之，下重，便脓血。头痛目黄者，下之，目闭。贪水者，下之，其脉必厥，其声嘤，咽喉塞，发其汗则战栗，阴阳俱虚。恶水者，下之，里冷不嗜食，大便完谷出。发其汗，口中伤，舌上胎滑，烦躁。脉数实，不大便六七日，后必便血。复发其汗，小便必自利。

得病二三日，脉弱，无太阳柴胡证，而烦躁，心下坚。至四五日，虽能食，以承气汤，少与微和之，令小安。至六日，与承气汤一升。不大便六七日，小便少者，虽不大便，但头坚后溏，未定成坚，攻之必溏，当须小便利，定坚，乃可攻之。

脏结无阳证，寒而不热，《伤寒论》云：不往来寒热。其人反静，舌上胎滑者，不可攻也。

伤寒呕多，虽有阳明证，不可攻之。

阳明病，潮热，微坚者，可与承气汤；不坚，不可与。若不大便六七日，恐有燥屎，欲知之法，可少与小承气汤。腹中转失气者，此为有燥屎，乃可攻之。若不转失气者，此但头坚后溏，不可攻之，攻之必腹满不能食。欲饮水者，即哕，其后发热者，必复坚，以小承气汤和之。若不转失气者，慎不可攻之。

阳明病，身汗色赤者，不可攻也。必发热色黄者，小便不利也。

阳明病，当心下坚满，不可攻之。攻之，遂利不止者，死；止者，愈。

阳明病，自汗出，若发其汗，小便自利，此为内竭，虽坚不可攻之。当须自欲大便，宜蜜煎导而通之。若土瓜根及猪胆汁，皆可以导。

下利，其脉浮大，此为虚，以强下之故也。设脉浮革，因尔肠鸣，属当归四逆汤。

·病可下证第七·

大法，秋宜下。

凡可下者，以汤胜丸散，中病便止，不必尽服之。

阳明病，发热汗多者，急下之，属大柴胡汤。

少阴病，得之二三日，口燥咽干者，急下之，属承气汤。

少阴病六七日，腹满不大便者，急下之，属承气汤。

少阴病，下利清水，色青者，心下必痛，口干燥者，可下之，属大柴胡汤、承气汤。

下利，三部脉皆平，按其心下坚者，可下之，属承气汤。

阳明与少阳合病而利，脉不负者为顺，负者失也，互相克贼为负。

滑而数者，有宿食，当下之，属大柴胡、承气汤。

伤寒后脉沉，沉为内实，《玉函》云：脉沉实，沉实者，下之。下之解，属大柴胡汤。

伤寒六七日，目中不了了，睛不和，无表里证，大便难，微热者，此为实。急下之，属大柴胡汤、承气汤。

太阳病未解，其脉阴阳俱停，必先振，汗出解。但阳微者，先汗之而解；但阴微者，先下之而解。属大柴胡汤。阴微一作尺实

脉双弦迟，心下坚，脉大而紧者，阳中有阴，可下之，属承气汤。

结胸者，项亦强，如柔痉状，下之即和。

病者无表里证，发热七八日，虽脉浮数，可下之，属大柴胡汤。

太阳病六七日，表证续在，其脉微沉，反不结胸，其人发狂，此热在下焦，少腹当坚而满，小便自利者，下血乃愈。所以然者，以太阳随经，瘀热在里故也，属抵当汤。

太阳病，身黄，其脉沉结，少腹坚，小便不利，为无血；小便自利，其人如狂者，血证谛，属抵当汤。

伤寒有热而少腹满，应小便不利，而反利者，此为血，当下之，属抵当丸。

阳明病，发热而汗出，此为热越，不能发黄，但头汗出，其身无有，齐颈而还，小便不利，渴饮水浆。此为瘀热在里，身必发黄，属茵陈蒿汤。

阳明证，其人喜忘，必有畜血。所以然者，本有久瘀血，故令喜忘。虽坚，大便必黑，属抵当汤。汗出而谵语者，有燥屎在胃中，此风也，过经乃可下之。下之若早，语言乱，以表虚里实故也。下之则愈，属大柴胡汤、承气汤。

病者烦热，汗出即解，复如疟状，日晡所发者，属阳明。脉实者，当下之，属大柴胡汤、承气汤。

阳明病，谵语，有潮热，而反不能食者，必有燥屎五六枚；若能食者，但坚耳，属承气汤。

太阳中风，下利呕逆，表解，乃可攻之。其人𪭵𪭵汗出，发作有时，头痛，心下痞坚满，引胁下痛，呕而短气，汗出，不恶寒，此为表解里未和，属十枣汤。

太阳病不解，热结膀胱，其人如狂，血自下，下者即愈。其外未解，尚未可攻，当先解其外。外解，小腹急结者，乃可攻之，属桃仁承气汤。

伤寒七八日，身黄如橘，小便不利，少腹微满，属茵陈蒿汤。

伤寒十余日，热结在里，复往来寒热，属大柴胡汤。

但结胸，无大热，此为水结在胸胁，头微汗出，与大陷胸汤。

伤寒六七日，结胸热实，其脉沉紧，心下痛，按之如石坚，与大陷胸汤。

阳明病，其人汗多，津液外出，胃中燥，大便必坚，坚者必谵语，属承气汤。

阳明病，不吐下而心烦者，可与承气汤。

阳明病，其脉迟，虽汗出而不恶寒，其体必重，短气，腹满而喘，有潮热。如此者，其外为解，可攻其里。若手足濈然汗出者，此大便已坚，属承气汤。其热不潮，未可与承气汤。若腹满大而不大便者，属小承气汤，微和胃气，勿令至大下。

阳明病，谵语，发潮热，其脉滑疾，如此者，属承气汤。因与承气汤一升，腹中转失气者，复与一升；如不转失气者，勿更与之。明日又不大便，脉反微涩者，此为里虚，为难治，不可更与承气汤。

二阳并病，太阳证罢，但发潮热，手足漐漐汗出，大便难而谵语者，下之愈，属承气汤。

病人小便不利，大便乍难乍易，时有微热，喘不能卧，胃有燥屎也，属承气汤。

·病发汗吐下以后证第八·

师曰：病人脉微而涩者，此为医所病也。大发其汗，又数大下之，其人亡血，病当恶寒而发热，无休止时。夏月盛热而欲著复衣，冬月盛寒而欲裸其体。所以然者，阳微即恶寒，阴弱即发热，医发其汗，使阳气微，又大下之，令阴气弱。五月之时，阳气在表，胃中虚冷，以阳气内微，不能胜冷，故欲著复衣。十一月之时，阳气在里，胃中烦热，以阴气内弱，不能胜热，故欲裸其体。又阴脉迟涩，故知亡血。

太阳病三日，已发其汗，吐下、温针而不解，此为坏病，桂枝复不中与也。观其脉证，知犯何逆，随证而治之。

脉浮数，法当汗出而愈，而下之，则身体重，心悸，不可发其汗，当自汗出而解。所以然者，尺中脉微，以里虚，须表里实，津液和，即自汗出愈。

凡病若发汗，若吐，若下，若亡血，无津液而阴阳自和者，必愈。

大下后，发汗，其人小便不利，此亡津液，勿治，其小便利，必自愈。

下以后，复发其汗，必振寒，又其脉微细。所以然者，内外俱虚故也。

太阳病，先下而不愈，因复发其汗，表里俱虚，其人因冒。冒家当汗出自愈。所以然者，汗出表和故也。表和，然后下之。

得病六七日，脉迟浮弱，恶风寒，手足温。医再三下之，不能多，多一作食。其人胁下满，面目及身黄，颈项强，小便难，与柴胡汤，后必下重，大渴，饮水而呕，柴胡汤不复中与也。食谷者哕。

太阳病，二三日，终不能卧，但欲起者，心下必结。其脉微弱者，此本寒也，而反下之。利止者，必结胸；未止者，四五日复重下之。此挟热利也。

太阳病，下之，其脉促，不结胸者，此为欲解。其脉浮者，必结胸。其脉紧者，必咽痛。其脉弦者，必两胁拘急。其脉细而数者，头痛未止。其脉沉而紧者，必欲呕。其脉沉而滑者，挟热利。其脉浮而滑者，必下血。

太阳、少阳并病，而反下之，成结胸，心下坚，下利不复止，水浆不肯下，其人必心烦。

脉浮紧，而下之，紧反入里，则作痞，按之自濡，但气痞耳。

伤寒吐下发汗，虚烦，脉甚微，八九日心下痞坚，胁下痛，气上冲咽喉，眩冒，经脉动惕者，久而成痿。

阳明病，不能食，下之不解，其人不能食。攻其热必哕，所以然者，胃中虚冷故也。

阳明病，脉迟，食难用饱，饱即发烦、头眩者，必小便难，此欲作谷疸。虽下，其腹满如故耳。所以然者，脉迟故也。

太阳病，寸缓关浮尺弱，其人发热而汗出，复恶寒，不呕，但心下痞者，此为医下之也。

伤寒，大吐大下之，极虚，复极汗者，其人外气怫郁，复与之水，以发其汗，因得哕。所以然者，胃中寒冷也。

吐下发汗后，其人脉平而小烦者，以新虚不胜谷气故也。

太阳病，医发其汗，遂发热而恶寒，复下之，则心下痞，此表里俱虚，阴阳气并竭，无阳则阴独。复加火针，因而烦，面色青黄，肤瞤，如此者，为难治。面色微黄，手足温者，易愈。

服桂枝汤，下之，头项强痛，翕翕发热，无汗，心下满微痛，小便不利，属桂枝去桂加茯苓术汤。

太阳病，先发其汗，不解，而下之，其脉浮者，不愈。浮为在外，而反下之，故令不愈。今脉浮，故在外，当解其外则愈，属桂枝汤。

下以后，复发其汗者，则昼日烦躁不眠，夜而安静，不呕不渴，而无表证，其脉沉微，身无大热，属干姜附子汤。

伤寒，吐下发汗后，心下逆满，气上撞胸，起即头眩，其脉沉紧，发汗即动经，身为振摇，属茯苓桂枝白术甘草汤①。

发汗吐下以后，不解，烦躁，属茯苓四逆汤。

伤寒，发汗吐下后，虚烦不得眠。剧者，反覆颠倒，心中懊侬，属栀子汤。若少气，栀子甘草汤。若呕，栀子生姜汤。若腹满，栀子厚朴汤。

发汗若下之，烦热，胸中塞者，属栀子汤。

太阳病，经过十余日，心下温温欲吐而胸中痛，大便反溏，其腹微满，郁郁微烦，先时自极吐下者，与承气汤。不尔者，不可与。欲呕，胸中痛，微溏，此非柴胡汤证，以呕故知极吐下也。

太阳病，重发其汗，而复下之，不大便五六日，舌上燥而渴，日晡小有潮热，从心下至少腹坚满，而痛不可近，属大陷胸汤。

伤寒五六日，其人已发汗，而复下之，胸胁满微结，小便不利，渴而不呕，但头汗出，往来寒热，心烦，此为未解，属柴胡桂枝干姜汤。

伤寒汗出，若吐下，解后，心下痞坚，噫气不除者，属旋覆代赭汤。

大下以后，不可更行桂枝汤。汗出而喘，无大热，可与麻黄杏子甘草石膏汤。

伤寒大下后，复发其汗，心下痞，恶寒者，表未解也，不可攻其痞，当先解表，表解，乃攻其痞。解表属桂枝汤，攻痞属大黄黄连泻心汤。

伤寒吐下后，七八日不解，热结在里，表里俱热，时时恶风，大渴，舌上干燥而烦，欲饮水数升，属白虎汤。

伤寒吐下后未解，不大便五六日至十余日，其人日晡所发潮热，不恶寒，独语如见鬼神之状。若剧者，发则不识人，循衣妄撮，怵惕不安，微喘直视。脉弦者生，涩者死。微者，但发热谵语，属承气汤。若下者，勿复服。

三阳合病，腹满身重，难以转侧，口中不仁，面垢，谵语，遗溺。发汗则谵语，下之则额上生汗，手足厥冷，自汗，属白虎汤。

阳明病，其脉浮紧，咽干口苦，腹满而喘，发热汗出，而不恶寒，反偏恶热，其身体重，发其汗即躁，心愦愦而反谵语。加温针，必怵惕，又烦躁不得眠。下之，即胃中空虚，客气动膈，心中懊侬，舌上胎者，属栀子汤。

阳明病，下之，其外有热，手足温，不结胸，心中懊侬。苦饥不能食，但头汗出，属栀子汤。

---

① 白：原无，据《伤寒论》补。

阳明病，下之，心中懊憹而烦，胃中有燥屎者，可攻。其人腹微满，头坚后溏者，不可下之。有燥屎者，属承气汤。

太阳病，吐下发汗后，微烦，小便数，大便因坚，可与小承气汤和之，则愈。

大汗若大下，而厥冷者，属四逆汤。

太阳病，下之，其脉促胸满者，属桂枝去芍药汤。若微寒，属桂枝去芍药加附子汤。

伤寒五六日，大下之，身热不去，心中结痛者，未欲解也，属栀子汤。

伤寒下后，烦而腹满，卧起不安，属栀子厚朴汤。

伤寒，医以丸药大下之，身热不去，微烦，属栀子干姜汤。

伤寒，医下之，续得下利清谷不止。身体疼痛，急当救里。身体疼痛，清便自调，急当救表。救里宜四逆汤，救表宜桂枝汤。

太阳病，过经十余日，反再三下之，后四五日，柴胡证续在，先与小柴胡汤。呕止小安，**"呕止小安"一云"呕不止，心下急"**。其人郁郁微烦者，为未解，与大柴胡汤，下之则愈。

伤寒，十三日不解，胸胁满而呕，日晡所发潮热，而微利，此本当柴胡汤下之，不得利，今反利者，故知医以丸药下之，非其治也。潮热者，实也，先再服小柴胡汤，以解其外，后属柴胡加芒硝汤。

伤寒十三日，过经而谵语，内有热也，当以汤下之。小便利者，大便当坚，而反利，其脉调和者，知医以丸药下之，非其治也。自利者，其脉当微厥，今反和者，此为内实，属承气汤。

伤寒八九日，下之，胸满烦惊，小便不利，谵语，一身不可转侧，属柴胡加龙骨牡蛎汤。

火逆下之，因烧针烦躁，属桂枝甘草龙骨牡蛎汤。

太阳病，脉浮而动数，浮则为风，数则为热，动则为痛，数则为虚。头痛发热，微盗汗出，而反恶寒，其表未解。医反下之，动数则迟，头痛即眩，**一云膈内拒痛**。胃中空虚，客气动膈，短气烦躁，心中懊憹，阳气内陷，心下因坚，则为结胸，属大陷胸汤。若不结胸，但头汗出，其余无有，齐颈而还，小便不利，身必发黄，属柴胡栀子汤。

伤寒五六日，呕而发热，柴胡汤证具，而以他药下之，柴胡证仍在，复与柴胡汤。此虽已下，不为逆也。必蒸蒸而振，却发热汗出而解。若心下满而坚痛者，此为结胸，属大陷胸汤。若但满而不痛者，此为痞，柴胡复不中与也，属半夏泻心汤。

本以下之，故心下痞，与之泻心。其痞不解，其人渴而口燥，小便不利者，属五苓散。一本言：忍之一日乃愈。

伤寒、中风，医反下之，其人下利日数十行，谷不化，腹中雷鸣，心下痞坚而满，干呕而烦，不能得安。医见心下痞，为病不尽，复重下之，其痞益甚。此非结热，但胃中虚，客气上逆，故使之坚，属甘草泻心汤。

伤寒，服汤药，而下利不止，心下痞坚，服泻心汤已。复以他药下之，利不止，医以理中与之，利益甚。理中，理中焦，此利在下焦，属赤石脂禹余粮汤。若不止者，当利其小便。

太阳病，外证未除，而数下之，遂挟热而利，不止，心下痞坚，表里不解，属桂枝人参汤。

伤寒、吐后，腹满者，与承气汤。

病者无表里证，发热七八日，脉虽浮数者，可下之。假令下已，脉数不解，今热则消谷善饥，至六七日不大便者，有瘀血，属抵当汤。若脉数不解，下不止，必协热，便脓血。

太阳病，医反下之，因腹满时痛，为属太阴，属桂枝加芍药汤。

大实痛，属桂枝加大黄汤。

伤寒六七日，其人大下后，脉沉迟，手足厥逆，下部脉不至，咽喉不利，唾脓血，泄利不止，为难治，属麻黄升麻汤。

伤寒，本自寒呕，医复吐之，寒格更遂吐，食入即出，属干姜黄芩黄连人参汤。

·病可温证第九·

大法，冬宜温热药及灸。

师曰：病发热头痛，脉反沉。若不瘥，身体更疼痛，当救其里，宜温药，四逆汤。

下利，腹满，身体疼痛，先温其里，宜四逆汤。

自利，不渴者，属太阴，其脏有寒故也。当温之，宜四逆辈。

少阴病，其人饮食入则吐，心中温温欲吐，复不能吐。始得之，手足寒，脉弦迟。若膈上有寒饮，干呕者，不可吐，当温之，宜四逆汤。

少阴病，脉沉者，急当温之，宜四逆汤。

下利，欲食者，就当温之。

下利，脉迟紧，为痛未欲止，当温之。得冷者满，而便肠垢。

下利，其脉浮大，此为虚，以强下之故也。设脉浮革，因尔肠鸣，当温之，宜当归四逆汤。

少阴病，下利，脉微涩者，即呕汗出①，必数更衣，反少，当温之。

伤寒，医下之，续得下利，清谷不止，身体疼痛，急当救里，宜温之，以四逆汤。

·病不可灸证第十·

微数之脉，慎不可灸，因火为邪，则为烦逆，追虚逐实，血散脉中，火气虽微，内攻有力，焦骨伤筋，血难复也。

脉浮，当以汗解，而反灸之，邪无从去，因火而盛，病从腰以下，必当重而痹，此为火逆。若欲自解，当先烦，烦乃有汗，随汗而解。何以知之？脉浮，故知汗出当解。

脉浮，热甚，而灸之，此为实，实以虚治，因火而动，咽燥必吐血。

·病可灸证第十一·

烧针令其汗，针处被寒，核起而赤者，必发贲豚。气从少腹上撞者，灸其核上一壮，与桂枝加桂汤。

---

① 即呕汗出：原作"即吐行者"，据影宋本、元本、守山阁本改。

少阴病，得之一二日，口中和，其背恶寒者，当灸之。

少阴病，其人吐利，手足不逆，反发热，不死。脉不足者，灸其少阴七壮。

少阴病，下利，脉微涩者，即呕行者，必数更衣，反少，当温其上，灸之。一云灸厥阴可五十壮。

诸下利，皆可灸足大都五壮，一云七壮。商丘、阴陵泉皆三壮。

下利，手足厥，无脉，灸之不温，反微喘者，死。少阴负趺阳者，为顺也。

伤寒六七日，其脉微，手足厥，烦躁，灸其厥阴，厥不还者，死。

伤寒，脉促，手足厥逆，可灸之，为可灸少阴、厥阴，主四逆。

·病不可刺证第十二·

大怒无刺，大一作新。已刺无怒。已一作新。新内无刺，已刺无内。大劳无刺，大一作新。已刺无劳。大醉无刺，已刺无醉。大饱无刺，已刺无饱。大饥无刺，已刺无饥。大渴无刺，已刺无渴。无刺大惊，无刺熇熇之热，无刺漉漉之汗，无刺浑浑之脉。身热甚，阴阳皆争者，勿刺也。其可刺者，急取之，不汗则泄。所谓勿刺者，有死征也。无刺病与脉相逆者。上工刺未生，其次刺未盛，其次刺已衰，粗工逆此，谓之伐形。

·病可刺证第十三·

太阳病，头痛，至七日，自当愈，其经竟故也。若欲作再经者，当针足阳明，使经不传则愈。

太阳病，初服桂枝汤，而反烦不解者，当先刺风池、风府，乃却与桂枝汤则愈。

伤寒，腹满而谵语，寸口脉浮而紧者，此为肝乘脾，名纵，当刺期门。

伤寒，发热，啬啬恶寒，其人大渴，欲饮酢浆者，其腹必满，而自汗出，小便利，其病欲解，此为肝乘肺，名曰横，当刺期门。

阳明病，下血而谵语，此为热入血室。但头汗出者，当刺期门，随其实而泻之，濈然汗出者则愈。

妇人中风，发热恶寒，经水适来，得之七八日，热除，脉迟，身凉，胸胁下满，如结胸状，其人谵语，此为热入血室，当刺期门，随其虚实而取之。《平病》云：热入血室，无犯胃气及上三焦。与此相反，岂谓药不为针耶？

太阳与少阳并病，头痛，颈项强而眩，时如结胸，心下痞坚，当刺大椎一间肺输、肝输①。慎不可发汗，发汗则谵语，谵语则脉弦。谵语五日不止，当刺期门。

少阴病，下利，便脓血者，可刺。

妇人伤寒，怀身腹满，不得小便，加从腰以下重，如有水气状，怀身七月，太阴当养不养。此心气实，当刺泻劳宫及关元，小便利则愈。

伤寒，喉痹，刺手少阴。少阴在腕，当小指后动脉是也。针入三分，补之。问曰：病有汗出而身热烦满，烦满不为汗解者何？对曰：汗出而身热者，风也；汗出而烦满不解者，厥也，病名曰风厥也。太阳主气，故先受邪，少阴与为表里也。得热则上从之，从之则厥，治之，表里刺之，饮之汤。

热病三日，气口静，人迎躁者，取之诸阳五十九刺，以泻其热，而出其汗，实其阴，以补其不足。所谓五十九刺者，两手外内侧各三，凡十二痏，五指间各一，凡八痏。足亦如是。头入发一寸傍三分，各三，凡六痏；更入发三寸，边各五，凡十痏。耳前后、口下、项中各一，凡六痏。巅上一。

热病先肤痛，窒鼻充面，取之皮，以第一针五十九。苛菌为轸—云苛轸鼻，索皮于肺，不得索之火。火，心也。

热病，嗌干多饮，善惊，卧不能安，取之肤肉，以第六针五十九。目眦赤，索肉于脾，不得索之木。木，肝也。

热病而胸胁痛，手足躁，取之筋间，以第四针针于四达，一作逆。筋辟目浸，索筋于肝，不得索之金。金，肺也。

热病数惊，瘛疭而强，取之脉，以第四针急泻有余者。癫疾，毛发去，

① 椎：原作"杵"，据《伤寒论》改。

索血—作脉于心，不得索之水。水，肾也。

热病，身重骨痛，耳聋而好瞑，取之骨，以第四针五十九。骨病食啮牙齿，耳清，索骨于肾，不得索之土。土，脾也。

热病，先身涩傍敤，"傍敤"《太素》作"倚"。烦闷，干唇嗌，取之以第一针五十九。肤胀，口干，寒汗。

热病，头痛，摄摄—作颞颥，目脉紧，善衄，厥热也，取之以第三针，视有余不足，寒热病。

热病，体重，肠中热，取之以第四针，于其输及下诸指间，索气于胃络，得气也。

热病，侠脐痛急，胸胁支满，取之涌泉与太阴、阳明，—云阴陵泉。以第四针，针嗌里。

热病而汗且出，反脉顺可汗者，取之鱼际、太渊、太都、太白。泻之则热去，补之则汗出。汗出太甚者，取踝上横文以止之。

热病七日八日，脉口动，喘而眩者，急刺之。汗且自出，浅刺手大指间。

热病，先胸胁痛，手足躁，刺足少阳，补手太阴，病甚，为五十九刺。

热病，先手臂痛，刺手阳明、太阴，而汗出止。

热病，始于头手者，刺项太阳而汗出止。

热病，先身重骨痛，耳聋目瞑，刺足少阴，病甚，为五十九刺。—云刺少阳。

热病，先眩冒而热，胸膈满。刺足少阴、少阳。

热病，始足胫者，先取足阳明而汗出止。

·病不可水证第十四·

发汗后，饮水多者，必喘。以水灌之，亦喘。

伤寒，大吐、大下之，极虚，复极汗者，其人外气怫郁，复与之水，以发其汗，因得哕，所以然者，胃中寒冷故也。

阳明病，潮热，微坚，可与承气汤。不坚，勿与之。若不大便六七日，恐有燥屎，欲知之法，可与小承气汤。若腹中不转失气者，此为但头坚后溏，不可攻之，攻之必腹满，不能食，欲饮水者，即哕。

阳明病，若胃中虚冷，其人不能食，饮水即哕。

下利，其脉浮大，此为虚，以强下之故也。设脉浮革，因尔肠鸣，当温之，与水即哕。

病在阳，当以汗解，而反以水噀之，若灌之，其热却不得去，益烦，皮上粟起，意欲饮水，反而渴，宜文蛤散。若不瘥，与五苓散。

若寒实结胸，无热证者，与三物小陷胸汤，白散亦可。身热皮粟不解，欲引衣自覆，若以水噀之洗之，益令热却不得出。当汗而不汗，即烦。假令汗出已，腹中痛，与芍药三两，如上法。

寸口脉浮大，医反下之，此为大逆。浮即无血，大即为寒，寒气相搏，即为肠鸣。医乃不知，而反饮水，令汗大出，水得寒气，冷必相搏，其人即饐。

寸口脉濡而弱，濡即恶寒，弱即发热，濡弱相搏，脏气衰微，胸中苦烦。此非结热，而反薄居，水渍布冷，铫贴之，阳气遂微，诸腑无所依。阴脉凝聚，结在心下，而不肯移，胃中虚冷，水谷不化，小便纵通，复不能多。微则可救，聚寒心下，当奈何也！

·病可水证第十五·

太阳病，发汗后，若大汗出，胃中干燥，烦不得眠，其人欲饮水，当稍饮之，令胃中和则愈。

厥阴病，渴欲饮水者，与饮之即愈。

太阳病，寸口缓，关上小浮，尺中弱，其人发热而汗出，复恶寒，不呕，但心下痞者，此为医下之也。若不下，其人复不恶寒而渴者，为转属阳明。小便数者，大便即坚，不更衣十日，无所苦也。欲饮水者，但与之，当以法救之，宜五苓散。

寸口脉洪而大，数而滑，洪大则荣气长，滑数则胃气实，荣长则阳盛，怫郁不得出身，胃实则坚难，大便则干燥，三焦闭塞，津液不通。医发其汗，阳盛不周，复重下之，胃燥热畜，大便遂摈，小便不利，荣卫相搏，心烦发热，两眼如火，鼻干面赤，舌燥齿黄焦，故大渴。过经成坏病，针药所不能制。与水灌枯槁，阳气微散，身寒温衣覆，汗出表里通，然其病即除。形脉多不同，此愈非法治，但医所当慎，妄犯伤荣卫。

霍乱而头痛发热，身体疼痛，热多欲饮水，属五苓散。

呕吐而病在膈上，后必思水者，急与猪苓散。饮之水，亦得也。

·病不可火证第十六·

太阳中风，以火劫发其汗，邪风被火热，血气流洗，失其常度，两阳相熏灼，其身发黄。阳盛则欲衄，阴虚小便难，阴阳俱虚竭，身体则枯燥，但头汗出，齐颈而还，腹满而微喘，口干咽烂，或不大便，久则谵语，甚则至哕，手足躁扰，循衣摸床。小便利者，其人可治。

太阳病，医发其汗，遂发热而恶寒，复下之，则心下痞，此表里俱虚。阴阳气并竭，无阳则阴独，复加火针，因而烦，面色青黄，肤眴，如此者为难治。面色微黄，手足温者愈。

伤寒，加温针必惊。

阳脉浮，阴脉弱，则血虚，血虚则筋惕。其脉沉者，荣气微也；其脉浮而汗出如流珠者，卫气衰也。荣气微，加烧针，血留不行，更发热而躁烦也。

伤寒，脉浮，而医以火迫劫之，亡阳，惊狂，起卧不安，属桂枝去芍药加蜀漆牡蛎龙骨救逆汤。

问曰：得病十五、十六日，身体黄，下利，狂欲走。师脉之，言当下清血如豚肝，乃愈。后如师言，何以知之？师曰：寸口脉阳浮阴濡弱，阳浮则为风，阴濡弱为少血，浮虚受风，少血发热，恶寒洒淅，项强头眩。医加火熏，郁令汗出，恶寒遂甚，客热因火而发，怫郁蒸肌肤，身目为黄，小便微难，短气，从鼻出血，而复下之，胃无津液，泄利遂不止，热瘀在膀胱，畜结成积聚，状如豚肝，当下未下，心乱迷愦，狂走赴水，不能自制。畜血若去，目明心了。此皆医所为，无他祸患，微轻得愈，极者不治。

伤寒，其脉不弦紧而弱者，必渴，被火必谵语。弱者发热，脉浮，解之，当汗出愈。

太阳病，以火熏之，不得汗，其人必躁，到经不解，必有清血。

阳明病，被火，额上微汗出，而小便不利，必发黄。

阳明病，其脉浮紧，咽干口苦，腹满而喘，发热汗出而不恶寒，反偏恶热，其身体重，发其汗则躁，心愦愦而反谵语。加温针必怵惕，又烦躁不得眠。

少阴病，咳而下利，谵语，是为被火气劫故也，小便必难，为强责少阴汗也。

太阳病二日，而烧瓦熨其背，大汗出，火气入胃，胃中竭燥，必发谵语，十余日振而反汗出者，此为欲解。其汗从腰以下不得汗，其人欲小便，反不得，呕欲失溲，足下恶风，大便坚者，小便当数，而反不数及多，便已，其头卓然而痛，其人足心必热，谷气下流故也。

·病可火证第十七·

下利，谷道中痛，当温之以火，宜熬末盐熨之。一方，炙枳实熨之。

·热病阴阳交并少阴厥逆阴阳竭尽生死证第十八·

问曰：温病，汗出辄复热，而脉躁疾，不为汗衰，狂言，不能食，病名为何？对曰：名曰阴阳交。交者，死。人所以汗出者，生于谷，谷生于精。今邪气交争于骨肉而得汗者，是邪却而精胜。精胜则当能食而不复热。热者，邪气也。汗者，精气也。今汗出而辄复热者，邪胜也。不能食者，精无裨也。汗出而热留者，寿可立而倾也。

夫汗出而脉尚躁盛者，死。今脉不与汗相应，此不能胜其病也。狂言者，是失志，失志者，死。此有三死，不见一生，虽愈必死。

热病，已得汗，而脉尚躁盛，此阳脉之极也，死。其得汗而脉静者，生也。

热病，脉尚躁盛，而不得汗者，此阳脉之极也，死。脉躁盛得汗出者，生也。

热病，已得汗，而脉尚躁，喘且复热，勿肤刺，喘甚者，死。

热病，阴阳交者，死。

热病，烦已而汗，脉当静。

太阳病，脉反躁盛者，是阴阳交，死。复得汗，脉静者，生。

热病，阴阳交者，热烦身躁，太阴寸口脉两冲尚躁盛，是阴阳交，死。得汗脉静者，生。

热病，阳进阴退，头独汗出，死。阴进阳退，腰以下至足汗出，亦死。阴阳俱进，汗出已，热如故，亦死。阴阳俱退，汗出已，寒栗不止，鼻口气冷，亦死。

上热病阴阳交部。

热病，所谓并阴者，热病已得汗，因得泄，是谓并阴，故治。一作活。

热病，所谓并阳者，热病已得汗，脉尚躁盛，大热，汗出，虽不汗出，若衄，是谓并阳，故治。

上热病并阴阳部。

少阴病，恶寒，踡而利，手足逆者，不治。

少阴病，下利止而眩，时时自冒者，死。

少阴病，其人吐利，躁逆者，死。

少阴病，四逆，恶寒而踡，其脉不至，其人不烦而躁者，死。

少阴病六七日，其人息高者，死。

少阴病，脉微细沉，但欲卧，汗出不烦，自欲吐，五六日自利，复烦躁，不得卧寐者，死。

少阴病，下利，若利止，恶寒而踡，手足温者，可治。

少阴病，恶寒而踡，时时自烦，欲去其衣被者，可治。

少阴病，下利不止，厥逆无脉，干呕，烦，服汤药，其脉暴出者，死。微续者，生。

上少阴部。

伤寒六七日，其脉微，手足厥，烦躁，灸其厥阴，厥不还者，死。

伤寒，下利，厥逆，躁不能卧者，死。

伤寒，发热，下利至厥不止者，死。

伤寒，厥逆，六七日不利，便发热而利者，生。其大汗出，利不止者，死。但有阴无阳故也。

伤寒五六日，不结胸，腹濡，脉虚复厥者，不可下，下之，亡血，死。

伤寒，发热而厥，七日，下利者，为难治。

上厥逆部。

热病，不知所痛，不能自收，口干，阳热甚，阴颇有寒者，热在髓，死不治。

热病在肾，令人渴，口干，舌焦黄赤，昼夜欲饮不止，腹大而胀，尚不厌饮，目无精光，死不治。

脾伤，即中风，阴阳气别离，阴不从阳，故以三分候其死生。

伤寒，咳逆上气，其脉散者，死。谓其人形损故也。

伤寒，下利，日十余行，其人脉反实者，死。

病者胁下素有痞，而不在脐傍，痛引少腹，入阴侠阴筋，此为脏结，死。

夫实则谵语，虚则郑声。郑声者，重语是也。直视、谵语、喘满者，死。若下利者，亦死。

结胸证悉具，而烦躁者，死。

吐舌下卷者，死。唾如胶者，难解。舌头四边，徐有津液，此为欲解。病者至经，上唇有色，脉自和，为欲解。色急者，未解。

上阴阳竭尽部。

·重实重虚阴阳相附生死证第十九·

问曰：何谓虚实？对曰：邪气盛则实，精气夺则虚。重实者，内有热，病气热，脉满，是谓重实。问曰：经络俱实，何如？对曰：经络皆实，是寸脉急而尺内缓也，皆当俱治。故曰滑则顺，涩则逆。夫虚实者，皆从其物类始。五脏骨肉滑，则可以长久。寒气暴上，脉满实。实而滑，顺则生；实而涩，逆则死。形尽满，脉急大坚，尺满而不应，顺则生，逆则死。所谓顺者，手足温；所谓逆者，手足寒也。

问曰：何谓重虚？对曰：脉虚、气虚、尺虚，是谓重虚。所谓气虚者，言无常也；尺虚者，行步恇然也；脉虚者，不象阴也。如此者，滑则生，涩则死。气虚者，肺虚也；气逆者，足寒也。非其时则生，当其时则死，余脏皆如此也。脉实满，手足寒，头热者，春秋则生，冬夏则死。脉浮而涩，涩而身有热者，死。络气不足，经气有余，脉热而尺寒，秋冬为逆，春夏为顺。经虚络满者，尺热满而脉寒涩，春夏死，秋冬生。络满经虚，灸阴刺阳；经满络虚，刺阴灸阳。

问曰：秋冬无极阴，春夏无极阳，何谓也？对曰：无极阳者，春夏无数虚阳明，阳明虚则狂；无极阴者，秋冬无数虚太阴，太阴虚则死。

上重实重虚部。

热病，所谓阳附阴者，腰以下至足热，腰以上寒，阴气下争，还心腹满者，死。所谓阴附阳者，腰以上至头热，腰以下寒，阳气上争，还得汗者生。

上阴阳相附部。

·热病生死期日证第二十·

太阳之脉，色荣颧骨，热病也。荣未和，曰今且得汗，待时自已。与厥阴脉争见者，死期不过三日，其热病气内连肾。少阳之脉，色荣颊前，热病也。荣未和，曰今且得汗，待时自已。与少阴脉争见者，死期不过三日。和，一作夭。

热病七八日，脉微小，病者溲血，口中干，一日半而死。脉代者，一日死。

热病七八日，脉不躁喘，不数，后三日中有汗。三日不汗，四日死。未曾汗，勿肤刺。肤，一作庸。

热病三四日，脉不喘，其动均者，身虽烦热，今自得汗，生。

传曰：始腑入脏，终阴复还，故得汗。

热病七八日，脉不喘，其动均者，生。微热在阳不入阴，今自汗也。

热病七八日，脉不喘，动数均者，病当喑。期三日不得汗，四日死。

热病，身面尽黄而肿，心热，口干，舌卷，焦黄黑，身麻臭，伏毒伤肺。中脾者，死。

热病，瘛疭，狂言，不得汗，瘛疭不已，伏毒伤肝。中胆者，死。

热病，汗不出，出不至足，呕胆，吐血，善惊不得卧，伏毒在肝。腑足少阳者，死。

· 热病十逆死日证第二十一① ·

热病，腹满膜胀，身热者，不得大小便，脉涩小疾，一逆见，死。

热病，肠鸣腹满，四肢清，泄注，脉浮大而洪不已，二逆见，死。

热病，大衄不止，腹中痛，脉浮大绝，喘而短气，三逆见，死。

热病，呕且便血，夺形肉，身热甚，脉绝动疾，四逆见，死。

热病，咳喘，悸眩，身热，脉小疾，夺形肉，五逆见，死。

热病，腹大而胀，四肢清，夺形肉，短气，六逆见，一旬内死。

热病，腹胀便血，脉大，时时小绝，汗出而喘，口干舌焦，视不见人，七逆见，一旬死。

热病，身热甚，脉转小，咳而便血，目眶陷，妄言，手循衣缝，口干，躁扰不得卧，八逆见，一时死。

热病，瘛疭，狂走，不能食，腹满，胸痛，引腰脐背，呕血，九逆见，一时死。

热病，呕血，喘咳，烦满，身黄，其腹鼓胀，泄不止，脉绝，十逆见，一时死。

---

① 日：原无，据本书底本目录补。

·热病五脏气绝死日证第二十二·

热病，肺气绝，喘逆，咳唾血，手足腹肿，面黄，振栗栗不能言语，死。魄与皮毛俱去，故肺先死。丙日笃，丁日死。

热病，脾气绝，头痛，呕宿汁，不得食，呕逆吐血，水浆不得入，狂言谵语，腹大满，四肢不收，意不乐，死。脉与肉气俱去，故脾先死。甲日笃，乙日死。

热病，心主气绝，烦满，骨痛，一作瘦。嗌肿，不可咽，欲咳不能咳，歌哭而笑，死。神与荣脉俱去，故心先死。壬日笃，癸日死。

热病，肝气绝，僵仆，足不安地，呕血，恐惧，洒淅恶寒，血妄出，遗屎溺，死。魂与筋血俱去，故肝先死。庚日笃，辛日死。

热病，肾气绝，喘悸，吐逆，肿疡，尻痛，目视不明，骨痛，短气，喘满，汗出如珠，死。精与骨髓俱去，故肾先死。戊日笃，己日死。

外见瞳子青小，爪甲枯，发堕，身涩，齿挺而垢，又皮面厚尘黑，咳而吐血，渴欲数饮，腹大满，此五脏绝，表病也。

·热病至脉死日证第二十三·

热病，脉四至，三日死。脉四至者，平人一至，病人脉四至也。

热病，脉五至，一日死。时一大至，半日死，忽忽闷乱者，死。

热病，脉六至，半日死。忽急疾大至，有顷死。

·热病损脉死日证第二十四·

热病，脉四损，三日死。所谓四损者，平人四至，病人脉一至，名曰四损。

热病，脉五损，一日死。所谓五损者，平人五至，病人脉一至，名曰五损。

热病，脉六损，一时死。所谓六损者，平人六至，病人脉一至，名曰六损。若绝不至，或久乃至，立死。

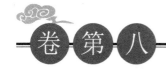

·平卒尸厥脉证第一·

寸口沉大而滑，沉则为实，滑则为气，实气相搏，血气入于脏即死，入于腑者即愈，此为卒厥。不知人，唇青身冷，为入脏，即死；如身温和，汗自出，为入腑，而复自愈。

·平痓湿暍脉证第二^①· 痓一作痉

太阳病，发热无汗，而反恶寒者，名刚痓。

太阳病，发热汗出，而不恶寒者，名柔痓。一作恶寒。

太阳病，发热，其脉沉而细者，为痓。

太阳病，热发其汗，因致痓。论云：发其汗太多，因致痓。

病者身热足寒，颈项强急，恶寒，时头热，面赤，目脉赤，独头动摇者，为痓。论云：独头面摇，卒口噤，背反张者，痓病也。

太阳病，无汗，而小便反少，气上冲胸，口噤不得语，欲作刚痓，葛根

---

① 痓：义同"痉"。

汤主之。

刚痉为病，胸满口噤，卧不着席，脚挛急，其人必龂齿，可与大承气汤。

痉病，发其汗已，其脉浛浛如蛇，暴腹胀大者，为欲解。脉如故，反伏弦者，必痉。一云痉脉出欲已。

痉脉来，按之筑筑而弦，直上下行。

痉家，其脉伏坚，直上下。

夫风病，下之则痉。复发其汗，必拘急。

太阳病，其证备，身体强，几几然，脉沉迟，此为痉，括蒌桂枝汤主之。

痉病，有灸疮，难疗。

疮家，虽身疼痛，不可发其汗，汗出则痉。

太阳病，关节疼烦，脉沉而缓者，为中湿。论云：中湿为湿痹，湿痹之候，其人小便不利，大便反快，但当利其小便。

病者一身尽疼，一云疼烦。发热，日晡即剧，此为风湿，汗出所致也。论云：此病伤于汗出当风，或久伤取冷所致。

湿家之为病，一身尽疼，发热，而身色熏黄也。

湿家之为病，其人但头汗出，而背强，欲得被覆向火。若下之早，则哕，或胸满，小便利，一云不利。舌上如胎，此为丹田有热，胸上有寒，渴欲饮而不能饮，则口燥也。

湿家下之，额上汗出，微喘，小便利一云不利者，死。若下利不止者，亦死。

问曰：风湿相搏，身体疼痛，法当汗出而解，值天阴雨不止，师云此可发汗，而其病不愈者，何也？答曰：发其汗，汗大出者，但风气去，湿气续在，是故不愈。若治风湿者，发其汗，微微似欲出汗者，则风湿俱去也。

湿家身烦疼，可与麻黄汤加术四两，发其汗为宜，慎不可以火攻之。

风湿，脉浮，身重汗出，恶风者，防己汤主之。

病人喘，头疼，鼻塞而烦，其脉大，自能饮食，腹中和，无病。病在头中寒湿，故鼻塞，内药鼻中即愈。论云：湿家病，身疼痛，发热，面黄而喘，头痛鼻塞而烦。

伤寒八九日，风湿相搏，身体疼痛，不能自转侧，不呕不渴，脉浮虚而涩者，桂枝附子汤主之。若其人大便坚，小便自利者，术附子汤主之。

风湿相搏，骨节疼烦，掣痛不得屈伸，近之则痛剧，汗出短气，小便不利，恶风不欲去衣。或身微肿者，甘草附子汤主之。

太阳中热，暍是也。其人汗出恶寒，身热而渴也，白虎汤主之。

太阳中暍，身热疼重，而脉微弱，此以夏月伤冷水，水行皮肤中所致也，瓜蒂汤主之。

太阳中暍，发热恶寒，身重而疼痛，其脉弦细芤迟，小便已洒洒然毛耸，手足厥冷，小有劳，身热，口前开，板齿燥。若发其汗，恶寒则甚，加温针，则发热益甚，数下之，淋复甚。

·平阳毒阴毒百合狐惑脉证第三·

阳毒为病，身重腰背痛，烦闷不安，狂言，或走，或见鬼，或吐血下痢。其脉浮大数，面赤斑斑如锦文，咽喉痛，唾脓血。五日可治，至七日不可治也。有伤寒一二日便成阳毒，或服药，吐下后变成阳毒，升麻汤主之。

阴毒为病，身重背强，腹中绞痛，咽喉不利，毒气攻心，心下坚强，短气不得息，呕逆，唇青面黑，四肢厥冷。其脉沉细紧数，身如被打。五六日可治，至七日不可治也。或伤寒初病一二日，便结成阴毒，或服药六七日以上至十日，变成阴毒，甘草汤主之。

百合之为病，其状常默默欲卧，复不能卧，或如强健人，欲得出行，而复不能行，意欲得食，复不能食，或有美时，或有不用闻饮食臭时，如寒无寒，如热无热，朝至口苦，小便赤黄，身形如和，其脉微数，百脉一宗，悉病，各随证治之。

百合病，见于阴者，以阳法救之；见于阳者，以阴法救之。见阳攻阴，复发其汗，此为逆，其病难治；见阴攻阳，乃复下之，此亦为逆，其病难治。《千金方》云：见在于阴而攻其阳，则阴不得解也，复发其汗为逆也。见在于阳而攻其阴，则阳不得解也，复下之，其病不愈。

狐惑为病，其状如伤寒，默默欲眠，目不得闭，卧起不安，蚀于喉为惑，蚀于阴为狐。狐惑之病，并不欲饮食，闻食臭，其面目乍赤、乍白、乍黑。其毒蚀上部，则声喝；其毒蚀于下部者，则咽干。蚀于上部，泻心汤主之；蚀于下部，苦参汤淹洗之；蚀于肛者，雄黄熏之。喝，一作嗄。

其人脉数，无热，微烦，默默欲卧，汗出，初得三四日，目赤如鸠眼，得之七八日，目四眦黄黑，若能食者，脓已成也，赤小豆当归散主之。

病人或从呼吸，上蚀其咽，或从下焦，蚀其肛阴，蚀上为惑，蚀下为狐。狐惑病者，猪苓散主之。

·平霍乱转筋脉证第四·

问曰：病有霍乱者何？师曰：呕吐而利，此为霍乱。

问曰：病者发热，头痛，身体疼，恶寒，而复吐利，当属何病？师曰：当为霍乱。霍乱吐利止，而复发热也。伤寒，其脉微涩，本是霍乱，今是伤寒，却四五日至阴经上，转入阴必吐利。

转筋为病，其人臂脚直，脉上下行，微弦，转筋入腹，鸡屎白散主之。

·平中风历节脉证第五·

夫风之为病，当半身不遂，或但臂不遂者，此为痹。脉微而数，中风使然。

头痛脉滑者，中风，风脉虚弱也。

寸口脉浮而紧，紧则为寒，浮则为虚，虚寒相搏，邪在皮肤。浮者血虚，络脉空虚，贼邪不泻，或左或右。邪气反缓，正气则急，正气引邪，喝僻不遂。邪在于络，肌肤不仁。邪在于经，则重不胜。邪入于腑，则不识人。邪入于脏，舌即难言，口吐涎。

寸口脉迟而缓，迟则为寒，缓则为虚。荣缓则为亡血，卫迟则为中风。邪气中经，则身痒而瘾疹。心气不足，邪气入中，则胸满而短气。

趺阳脉浮而滑，滑则谷气实，浮则汗自出。

少阴脉浮而弱，弱则血不足，浮则为风，风血相搏，则疼痛如掣。

盛人脉涩小，短气，自汗出，历节疼，不可屈伸，此皆饮酒汗出当风所致也。

寸口脉沉而弱，沉则主骨，弱则主筋；沉则为肾，弱则为肝。味酸则伤筋，筋伤则缓，名曰泄。咸则伤骨，骨伤则痿，名曰枯。枯泄相搏，名曰断泄。荣气不通，卫不独行，荣卫俱微，三焦无所御，四属断绝，身体羸瘦，独足肿大，黄汗出，胫冷。假令发热，便为历节也。病历节，疼痛不可屈伸，乌头汤主之。

诸肢节疼痛，身体尪羸，脚肿如脱，头眩短气，温温欲吐，桂枝芍药知母汤主之。

·平血痹虚劳脉证第六·

问曰：血痹从何得之？师曰：夫尊荣人，骨弱肌肤盛，重因疲劳汗出①，起卧不时动摇，如被微风，遂得之。形如风状，《巢源》云其状如被微风所吹。但其脉自微涩，在寸口、关上小紧，宜针引阳气，令脉和紧去则愈。

血痹，阴阳俱微，寸口、关上微，尺中小紧，外证身体不仁，如风状，黄耆桂枝五物汤主之。

男子平人，脉大为劳，极虚亦为劳。

男子劳之为病，其脉浮大，手足烦热，春夏剧，秋冬差，阴寒精自出，足酸削不能行，少腹虚满。

人年五十、六十，其病脉大者，痹侠背行，苦肠鸣，马刀侠瘿者，皆为劳得之。

男子平人，脉虚弱细微者，喜盗汗出也。

男子面色薄者，主渴及亡血。卒喘悸，其脉浮者，里虚故也。

男子脉虚沉弦，无寒热，短气，里急，小便不利，面色白，时时目瞑，其人喜衄，少腹满，此为劳使之然。

---

① 因：《金匮要略方论》作"困"，疑是。

男子脉微弱而涩，为无子，精气清冷。

夫失精家，少腹弦急，阴头寒，目眶痛，**一云目眩**。发落，脉极虚、芤、迟，为清谷，亡血，失精。

脉得诸芤动微紧，男子失精，女子梦交通，桂枝加龙骨牡蛎汤主之。

脉沉小迟，名脱气。其人疾行则喘渴，手足逆寒，腹满，甚则溏泄，食不消化也。

脉弦而大，弦则为减，大则为芤，减则为寒，芤则为虚，寒虚相搏，此名为革。妇人则半产、漏下，男子则亡血、失精。

·平消渴小便利淋脉证第七·

师曰：厥阴之为病，消渴，气上冲心，心中疼热，饥而不欲食，食即吐，下之不肯止。

寸口脉浮而迟，浮则为虚，迟则为劳。虚则卫气不足，迟则荣气竭。

趺阳脉浮而数，浮则为气，数则消谷而紧，**《要略》紧作大坚**。气盛则溲数，溲数则紧。**《要略》作坚**。紧数相搏，则为消渴。男子消渴，小便反多，以饮一斗，小便一斗，肾气丸主之。

师曰：热在**一作结**下焦则溺血，亦令人淋闭不通。淋之为病，小便如粟状，少腹弦急，痛引脐中。

寸口脉细而数，数则为热，细则为寒，数为强吐。

趺阳脉数，胃中有热，则消谷引食，大便必坚，小便则数。

少阴脉数，妇人则阴中生疮，男子则气淋。

淋家不可发汗，发汗则必便血。

·平水气黄汗气分脉证第八·

师曰：病有风水，有皮水，有正水，有石水，有黄汗。风水，其脉自浮，外证骨节疼痛，其人恶风。皮水，其脉亦浮，外证胕肿，按之没指，不恶风，其腹如鼓，<small>如鼓一作如故。</small>不满不渴，当发其汗。正水，其脉沉迟，外证自喘。石水，其脉自沉，外证腹满，不喘。黄汗，其脉沉迟，身体发热，胸满，四肢、头面肿，久不愈，必致痈脓。

脉浮而洪，浮则为风，洪则为气，风气相搏，风强则为瘾疹，身体为痒，痒为泄风，久为痂癞。气强则为水，难以俯仰。风气相击，身体洪肿，汗出乃愈。恶风则虚，此为风水；不恶风者，小便通利，上焦有寒，其口多涎，此为黄汗。

寸口脉沉滑者，中有水气，面目肿大有热，名曰风水。视人之目窠上微拥，如新卧起状，其颈脉动，时时咳，按其手足上，陷而不起者，风水。

太阳病，脉浮而紧，法当骨节疼痛，而反不痛，身体反重而酸。其人不渴，汗出即愈，此为风水。恶寒者，此为极虚，发汗得之。渴而不恶寒者，此为皮水。身肿而冷，状如周痹，胸中窒，不能食，反聚痛，暮躁不眠，此为黄汗，痛在骨节。咳而喘，不渴者，此为脾胀。其形如肿，发汗即愈。然诸病此者，渴而下利，小便数者，皆不可发汗。

风水，其脉浮，浮为在表。其人能食，头痛汗出，表无他病。病者言但下重，故从腰以上为和，腰以下当肿及阴，难以屈伸，防己黄耆汤主之。<small>一云：风水，脉浮身重，汗出恶风者，防己黄耆汤主之。</small>

风水，恶风，一身悉肿，脉浮不渴，续自汗出，而无大热者，越婢汤主之。

师曰：里水者，一身面目洪肿，其脉沉。小便不利，故令病水。假如小便自利，亡津液，故令渴也，越婢加术汤主之。<small>一云：皮水，其脉沉，头面浮肿，小便不利，故令病水。假如小便自利，亡津液，故令渴也。</small>

皮水之为病，四肢肿，水气在皮肤中，四肢聂聂动者，防己茯苓汤主之。

跌阳脉当伏，今反紧，本自有寒，疝瘕，腹中痛。医反下之，下之则胸满短气。

跌阳脉当伏，今反数，本自有热，消谷，**一作消渴**。小便数，今反不利，此欲作水。

寸口脉浮而迟，浮脉热，迟脉潜，热潜相搏，名曰沉。跌阳脉浮而数，浮脉热，数脉止，热止相搏，名曰伏。沉伏相搏，名曰水。沉则络脉虚，伏则小便难，虚难相搏，水走皮肤，则为水矣。

寸口脉弦而紧，弦则卫气不行，卫气不行则恶寒，水不沾流，走在肠间。

少阴脉紧而沉，紧则为痛，沉则为水，小便即难。师曰：脉得诸沉者，当责有水，身体肿重，水病脉出者，死。

夫水病人，目下有卧蚕，面目鲜泽，脉伏，其人消渴。病水腹大，小便不利，其脉沉绝者，有水，可下之。

问曰：病下利后，渴饮水，小便不利，腹满阴肿者，何也？答曰：此法当病水，若小便自利及汗出者，自当愈。

水之为病，其脉沉小，属少阴。浮者为风，无水虚胀者为气。水发其汗即已。沉者与附子麻黄汤，浮者与杏子汤。

心水者，其身重而少气，不得卧，烦而躁，其阴大肿。

肝水者，其腹大，不能自转侧，胁下腹中痛，时时津液微生，小便续通。

肺水者，其身肿，小便难，时时鸭溏。

脾水者，其腹大，四肢苦重，津液不生，但苦少气，小便难。

肾水者，其腹大，脐肿，腰痛，不得溺，阴下湿，如牛鼻上汗，其足逆冷，面反瘦。**一云大便反坚**。

师曰：诸有水者，腰以下肿，当利小便；腰以上肿，当发汗乃愈。

师曰：寸口脉沉而迟，沉则为水，迟则为寒，寒水相搏，跌阳脉伏，水谷不化，脾气衰则鹜溏，胃气衰则身肿。少阳脉革，少阴脉细，男子则小便不利，妇人则经水不通。经为血，血不利则为水，名曰血分。

问曰：病者若水，面目身体四肢皆肿，小便不利，师脉之不言水，反言胸中痛，气上冲咽，状如炙肉，当微咳喘。审如师言，其脉何类？师曰：寸口脉沉而紧，沉为水，紧为寒，沉紧相搏，结在关元，始时尚微，年盛不觉，阳衰之后，荣卫相干，阳损阴盛，结寒微动，肾气上冲，咽喉塞噎，胁下急痛。医以为留饮而大下之，气系不去，其病不除。复重吐之，胃家虚烦，咽燥欲饮水，小便不利，水谷不化，面目手足浮肿。又与葶苈丸下水，当时如小差，食饮过度，肿复如前，胸胁苦痛，象若奔豚，其水扬溢，则浮咳喘逆。当先攻击冲气，令止，乃治咳，咳止其喘自差。先治新病，病当在后。言当先治本病也，如治新病则病难已。

黄汗之病，身体洪肿，一作重。发热，汗出而渴，而渴，一作不渴。状如风水，汗沾衣，色正黄如檗汁，其脉自沉。

问曰：黄汗之病，从何得之？师曰：以汗出入水中浴，水从汗孔入得之。黄耆芍药桂枝苦酒汤主之。

黄汗之病，两胫自冷，假令发热，此属历节。食已汗出，又身常暮卧盗汗出者，此荣气也。若汗出已，反发热者，久久其身必甲错。发热不止者，必生恶疮。若身重，汗出已辄轻者，久久必身瞤，瞤则胸中痛，又从腰以上必汗出，下无汗，腰髋弛痛，如有物在皮中状，剧者不能食，身疼重，烦躁，小便不利，此为黄汗，桂枝加黄耆汤主之。

寸口脉迟而涩，迟则为寒，涩则为血不足。趺阳脉微而迟，微则为气，迟则为寒。寒气不足则手足逆冷，手足逆冷则荣卫不利，荣卫不利则腹满胁鸣相逐，气转膀胱，荣卫俱劳。阳气不通则身冷，阴气不通则骨疼。阳气前通则恶寒，阴气前通则痹不仁。阴阳相得，其气乃行，大气一转，其气乃散。实则失气，虚则遗溺，名曰气分。气分，心下坚，大如盘，边如旋杯，水饮所作，桂枝去芍药加麻黄细辛附子汤主之，或枳实术汤主之。

·平黄疸寒热疟脉证第九·

凡黄候，其寸口脉近掌无脉，口鼻冷，并不可治。脉沉，渴欲饮水，小便不利者，皆发黄。

腹满，舌痿黄，躁不得睡，属黄家。

师曰：病黄疸，发热烦喘，胸满口燥者，以发病时火劫其汗，两热所得。然黄家所得，从湿得之。一身尽发热而黄，肚热，热在里，当下之。

师曰：黄疸之病，当以十八日为期，治之十日以上为差，反剧为难治。

又曰：疸而渴者，其疸难治。疸而不渴者，其疸可治。发于阴部，其人必呕；发于阳部，其人振寒而发热也。

师曰：诸病黄家，但利其小便。假令脉浮，当以汗解之，宜桂枝加黄耆汤。又男子黄，小便自利，当与小建中汤。

黄疸腹满，小便不利而赤，自汗出，此为表和里实。当下之，用大黄黄檗栀子芒硝汤。

黄疸病，小便色不变，欲自利，腹满而喘，不可除热，热除必哕。哕者，小半夏汤主之。

夫病酒黄疸，必小便不利，其候，心中热，足下热，是其证也。

心中懊侬而热，不能食，时欲吐，名曰酒疸。

酒黄疸者，或无热，靖言了了，腹满欲吐，鼻燥。其脉浮者，先吐之；沉弦者，先下之。

酒疸，心中热，欲吐者，吐之即愈。

酒疸，黄色，心下结实而烦。

酒疸下之，久久为黑疸，目青面黑，中心如啖蒜齑状，大便正黑，皮肤爪之不仁。其脉浮弱，虽黑微黄，故知之。

寸口脉微而弱，微则恶寒，弱则发热。当发不发，骨节疼痛；当烦不烦，而极汗出。跌阳脉缓而迟，胃气反强。少阴脉微，微则伤精，阴气寒冷，少阴不足。谷气反强，饱则烦满，满则发热，客热消谷，发已腹饥，热则腹满，微则伤精，谷强则瘦，名曰谷寒热。

阳明病，脉迟者，食难用饱，饱则发寒。头眩者，必小便难，此欲作谷疸。虽下之，腹满如故，所以然者，脉迟故也。

师曰：寸口脉浮而缓，浮则为风，缓则为痹。痹非中风，四肢苦烦，脾色必黄，瘀热以行。

跌阳脉紧而数，数则为热，热则消谷；紧则为寒，食即腹满。尺脉浮为伤肾，跌阳脉紧为伤脾。风寒相搏，食谷则眩，谷气不消，胃中苦浊，浊气不流，小便不通。阴被其寒，热流膀胱，身体尽黄，名曰谷疸。

额上黑，微汗出，手足中热，薄暮则发，膀胱急，小便自利，名曰女劳疸。腹如水状，不治。

黄家，日晡所发热，而反恶寒，此为女劳得之。膀胱急，少腹满，身尽黄，额上黑，足下热，因作黑疸。其腹胀如水状，大便必黑，时溏，此女劳之病，非水也。腹满不可治，硝石矾石散主之。

夫疟脉自弦也，弦数者多热，弦迟者多寒。弦小紧者可下之，弦迟者可温药，若脉紧数者，可发汗，针灸之。浮大者，可吐之。脉弦数者，风发也，以饮食消息止之。

疟病结为癥瘕，名曰疟母，鳖甲煎丸主之。

疟但见热者，温疟也。其脉平，身无寒但热，骨节疼烦，时呕，朝发暮解，暮发朝解，名曰温疟，白虎加桂枝汤主之。

疟多寒者，牝疟也，蜀漆散主之。

·平胸痹心痛短气贲豚脉证第十·

师曰：夫脉当取太过与不及，阳微阴弦，则胸痹而痛。所以然者，责其极虚也。今阳虚知在上焦，所以胸痹心痛者，以其脉阴弦故也。

胸痹之病，喘息咳唾，胸痹痛，短气，寸口脉沉而迟，关上小紧数者，栝蒌薤白白酒汤主之。

平人无寒热，短气不足以息者，实也。

贲豚病者，从小腹起，上冲咽喉，发作时欲死复止，皆从惊得。其气上冲，胸腹痛，及往来寒热，贲豚汤主之。

师曰：病有贲豚，有吐脓，有惊怖，有火邪，此四部病皆从惊发得之。

·平腹满寒疝宿食脉证第十一·

趺阳脉微弦，法当腹满，不满者必下部闭塞，大便难，两胠—云脚疼痛，此虚寒从下上也，当以温药服之。

病者腹满，按之不痛为虚，痛者为实，可下之。舌黄未下者，下之黄自去。腹满时减，减复如故，此为寒，当与温药。

趺阳脉紧而浮，紧则为痛，浮则为虚，虚则肠鸣，紧则坚满。

脉双弦而迟者，必心下坚。脉大而紧者，阳中有阴也，可下之。

病腹中满痛为实，当下之。

腹满不减，减不足言，当下之。

病腹满，发热十数日，脉浮而数，饮食如故，厚朴三物汤主之。腹满痛，厚朴七物汤主之。

寸口脉迟而缓，迟则为寒，缓则为气，气寒相搏，转绞而痛。

寸口脉迟而涩，迟为寒，涩为无血。

夫中寒家喜欠，其人清涕出，发热色和者，善嚏。中寒，其人不利，以里虚也，欲嚏不能，此人肚中寒。一作痛。

夫瘦人绕脐痛，必有风冷，谷气不行，而反下之，其气必冲。不冲者，心下则痞。

寸口脉弦者，则胁下拘急而痛，其人啬啬恶寒也。

寸口脉浮而滑，头中痛。

趺阳脉缓而迟，缓则为寒，迟则为虚，虚寒相搏，则欲食温，假令食冷，则咽痛。

寸口脉微，尺中紧而涩，紧则为寒，微则为虚，涩则血不足，故知发汗而复下之也。紧在中央，知寒尚在，此本寒气，何为发汗复下之耶？

夫脉浮而紧，乃弦，状如弓弦，按之不移。脉数弦者，当下其寒。

胁下偏痛，其脉紧弦，此寒也，以温药下之，宜大黄附子汤。

寸口脉弦而紧，弦则卫气不行，卫气不行则恶寒，紧则不欲食。弦紧相搏，此为寒疝。

趺阳脉浮而迟，浮则为风虚，迟则为寒疝，寒疝绕脐痛。若发则自汗出，手足厥寒，其脉沉弦者，大乌头汤主之。

问曰：人病有宿食，何以别之？师曰：寸口脉浮大，按之反涩，尺中亦微而涩，故知有宿食。

寸口脉紧如转索，左右无常者，有宿食。

寸口脉紧，即头痛风寒，或腹中有宿食不化。

脉滑而数者，实也，有宿食，当下之。

下痢，不欲食者，有宿食，当下之。

大下后六七日不大便，烦不解，腹满痛，此有燥屎也。所以然者，本有宿食故也。

宿食在上管，当吐之。

·平五脏积聚脉证第十二·

问曰：病有积、有聚、有系系一作谷，下同气，何谓也？师曰：积者，脏病也，终不移；聚者，腑病也，发作有时，展转痛移，为可治；系气者，胁下痛，按之则愈，愈复发为系气。夫病已愈，不得复发，今病复发，即为系气也。

诸积大法，脉来细而附骨者，乃积也。细一作结。寸口，积在胸中。微出寸口，积在喉中。关上，积在脐旁。上关上，积在心下。微下关，积在少腹。尺，积在背气街。脉出在左，积在左；脉出在右，积在右；脉两出，积在中央。各以其部处之。

诊得肺积，脉浮而毛，按之辟易，胁下气逆，背相引痛，少气，善忘，目瞑，皮肤寒，秋差夏剧，主皮中时痛，如虱缘之状，甚者如针刺，时痒，其色白。

诊得心积，脉沉而芤，上下无常处，病胸满悸，腹中热，面赤嗌干，心烦，掌中热，甚即唾血，主身瘈疭，主血厥，夏差冬剧，其色赤。

诊得脾积，脉浮大而长，饥则减，饱则见，膜起与谷争减，心下累累如桃李，起见于外，腹满呕泄，肠鸣，四肢重，足胫肿，厥不能卧起，主肌肉损，其色黄。

诊得肝积，脉弦而细，两胁下痛，邪走心下，足肿寒，胁痛引小腹，男子积疝，女子瘕淋，身无膏泽，喜转筋，爪甲枯黑，春瘥秋剧，其色青。

诊得肾积，脉沉而急，苦脊与腰相引痛，饥则见，饱则减，小腹里急，口干，咽肿伤烂，目䀮䀮，骨中寒，主髓厥，善忘，其色黑。

寸口脉沉而横者，胁下及腹中有横积痛，其脉弦，腹中急痛，腰背痛相引，腹中有寒，疝瘕。脉弦紧而微细，癥也。夫寒痹、癥瘕、积聚之脉，皆弦紧。若在心下，即寸弦紧；在胃管，即关弦紧；在脐下，即尺弦紧。一曰：**关脉弦长，有积在脐左右上下也。**

又脉癥法，左手脉横，癥在左；右手脉横，癥在右；脉头大者在上，头小者在下。

又法，横脉见左，积在右；见右，积在左。偏得横实而滑，亦为积。弦紧亦为积，为寒痹，为疝痛。内有积不见脉，难治；见一脉相应，为易治；诸不相应，为不治。

左手脉大，右手脉小，上病在左胁，下病在左足。右手脉大，左手脉小，上病在右胁，下病在右足。

脉弦而伏者，腹中有癥，不可转也。必死不治。

脉来细而沉，时直者，身有痈肿，若腹中有伏梁。

脉来小沉而实者，胃中有积聚，不下食，食即吐。

·平惊悸衄吐下血胸满瘀血脉证第十三·

寸口脉动而弱，动则为惊，弱则为悸。

趺阳脉微而浮，浮则胃气虚，微则不能食。此恐惧之脉，忧迫所作也。惊生病者，其脉止而复来，其人目睛不转，不能呼气。

寸口脉紧，趺阳脉虚，胃气则虚。

寸口脉紧，寒之实也。寒在上焦，胸中必满而噫。胃气虚者，趺阳脉浮，少阳脉紧，心下必悸。何以言之？寒水相搏，二气相争，是以悸。

脉得诸涩濡弱，为亡血。

寸口脉弦而大，弦则为减，大则为芤。减则为寒，芤则为虚。寒虚相搏，此名为革。妇人则半产漏下，男子则亡血。

亡血家，不可攻其表，汗出则寒栗而振。

问曰：病衄连日不止，其脉何类？师曰：脉来轻轻在肌肉，尺中自溢，**一云尺脉浮**。目睛晕黄，衄必未止。晕黄去，目睛慧了，知衄今止。

师曰：从春至夏发衄者太阳，从秋至冬发衄者阳明。

寸口脉微弱，尺脉涩弱，则发热，涩为无血，其人必厥，微呕。夫厥，当眩不眩，而反头痛，痛为实，下虚上实必衄也。

太阳脉大而浮，必衄、吐血。

病人面无血色，无寒热，脉沉弦者，衄也。

衄家，不可发其汗，汗出必额上促急而紧，直视而不能眴，不得眠。

脉浮弱，手按之绝者，下血，烦咳者，必吐血。

寸口脉微而弱，气血俱虚，男子则吐血，女子则下血。呕吐、汗出者，为可治。

趺阳脉微而弱，春以胃气为本。吐利者为可，不者，此为有水气，其腹必满，小便则难。

病人身热，脉小绝者，吐血。若下血，妇人亡经，此为寒；脉迟者，胸上有寒，噫气喜唾。

脉有阴阳①，趺阳、少阴脉皆微，其人不吐下，必亡血。

脉沉为在里，荣卫内结，胸满，必吐血。

男子盛大，其脉阴阳微，趺阳亦微，独少阴浮大，必便血而失精。设言淋者，当小便不利。

趺阳脉弦，必肠痔下血。

病人胸满，唇痿，舌青，口燥，其人但欲漱水，不欲咽，无寒热，脉微大来迟，腹不满，其人言我满，为有瘀血。当出汗不出，内结亦为瘀血。病者如热状，烦满，口干燥而渴，其脉反无热，此为阴伏，是瘀血也，当下之。

下血，先见血，后见便，此近血也；先见便，后见血，此远血也。

· 平呕吐哕下利脉证第十四 ·

呕而脉弱，小便复利，身有微热，见厥者，难治。

趺阳脉浮者，胃气虚，寒气在上，暖气在下，二气相争，但出不入，其人即呕而不得食，恐怖而死，宽缓即瘥。

夫呕家有痈脓者，不可治呕，脓尽自愈。

先呕却渴者，此为欲解；先渴却呕者，为水停心下，此属饮家。

呕家本渴，今反不渴者，以心下有支饮也。

问曰：病人脉数，数为热，当消谷引食，而反吐者，何也？师曰：以发

---

① 阴阳：原作"手阳"，据影宋本、元本改。下文"其脉阴阳微"同。

其汗，令阳微，膈气虚，脉乃数，数为客热，不能消谷，胃中虚冷，故吐也。

阳紧阴数，其人食已即吐，阳浮而数，亦为吐。

寸紧尺涩，其人胸满，不能食而吐。吐止者为下之，故不能食。设言未止者，此为胃反，故尺为之微涩也。

寸口脉紧而芤，紧则为寒，芤则为虚，虚寒相搏，脉为阴结而迟，其人则噎。关上脉数，其人则吐。

脉弦者，虚也。胃气无余，朝食暮吐，变为胃反，寒在于上，医反下之，今脉反弦，故名曰虚。

趺阳脉微而涩，微则下利，涩则吐逆，谷不得入也。

寸口脉微而数，微则无气，无气则荣虚，荣虚则血不足，血不足则胸中冷。

趺阳脉浮而涩，浮则为虚，涩则伤脾，脾伤则不磨，朝食暮吐，暮食朝吐，宿谷不化，名曰胃反。脉紧而涩，其病难治。

夫吐家，脉来形状如新卧起。

病人欲吐者，不可下之。

呕吐而病在膈上，后思水者，解，急与之。思水者，猪苓散主之。

哕而腹满，视其前后，知何部不利，利之即愈。

夫六腑气绝于外者，手足寒，上气，脚缩。五脏气绝于内者，下利不禁，下甚者，手足不仁。

下利，脉沉弦者，下重，其脉大者，为未止。脉微弱数者，为欲自止，虽发热不死。

脉滑，按之虚绝者，其人必下利。

下利，有微热，其人渴。脉弱者，今自愈。

下利，脉数，若微发热，汗自出者，自愈。设脉复紧，为未解。

下利，寸脉反浮数，尺中自涩，其人必清脓血。

下利，手足厥，无脉，灸之不温，若脉不还，反微喘者，死。少阴负趺阳者为顺也。

下利，脉数而浮—作渴者，今自愈。设不瘥，其人必清脓血，以有热故也。

下利后，脉绝，手足厥冷，晬时脉还，手中温者，生。脉不还者，死。

下利，脉反弦，发热身汗者，自愈。

下利热者，当利其小便。

下利清谷，不可攻其表，汗出必胀满，其脏寒者，当温之。

下利，脉沉而迟，其人面少赤，身有微热。《千金方》连下文。

下利清谷，必郁冒，汗出而解，其人微厥。所以然者，其面戴阳，下虚故也。

下利，腹胀满，身体疼痛，先温其里，乃攻其表。

下利，脉迟而滑者，实也。利未欲止，当下之。

下利，脉反滑者，当有所去。下乃愈。

下利瘥，至其年、月、日、时复发，此为病不尽，当复下之。

下利而谵语者，为有燥屎也，宜下之。

下利而腹痛满，为寒实，当下之。

下利，腹中坚者，当下之。

下利后更烦，按其心下濡者，为虚烦也。

下利后，脉三部皆平，按其心下坚者，可下之。

下利，脉浮大者，虚也，以强下之故也。设脉浮革，因尔肠鸣，当温之。

病者痿黄，躁而不渴，胃中寒实，而下利不止者，死。

夫风寒下者，不可下之。下之后，心下坚痛。脉迟者，为寒，但当温之。脉沉紧，下之亦然。脉大浮弦，下之当已。

·平肺痿肺痈咳逆上气淡饮脉证第十五·

问曰：热在上焦者，因咳为肺痿。肺痿之病，从何得之？师曰：或从汗出，或从呕吐，或从消渴，小便利数，或从便难，数被驶药下利，重亡津液，故得之。

寸口脉不出，反而发汗，阳脉早索，阴脉不涩，三焦踯躅，入而不出，阴脉不涩，身体反冷，其内反烦，多吐，唇燥，小便反难，此为肺痿。伤于津液，便如烂瓜，亦如豚脑，但坐发汗故也。

肺痿，其人欲咳不得咳，咳则出干沫，久久小便不利，甚则脉浮弱。

肺痿，吐涎沫而不咳者，其人不渴，必遗溺，小便数。所以然者，以上虚不能制下也。此为肺中冷，必眩，多涎唾，甘草干姜汤以温其脏。

师曰：肺痿咳唾，咽燥欲饮水者，自愈。自张口者，短气也。

咳而口中自有津液，舌上胎滑，此为浮寒，非肺痿也。

问曰：寸口脉数，其人咳，口中反有浊唾、涎沫者，何也？师曰：此为肺痿之病也。若口中辟辟燥，咳则胸中隐隐痛，脉反滑数，此为肺痈。

咳唾脓血，脉数虚者，为肺痿；脉数实者，为肺痈。

问曰：病咳逆，脉之何以知此为肺痈？当有脓血，吐之则死，后竟吐脓死，其脉何类？师曰：寸口脉微而数，微则为风，数则为热；微则汗出，数则恶寒。风中于卫，呼吸不入；热过于荣，吸而不出。风伤皮毛，热伤血脉。风舍于肺，其人则咳，口干喘满，咽燥不渴，多唾浊沫，时时振寒。热之所过，血为凝滞，蓄结痈脓，吐如米粥。始萌可救，脓成则死。

咳而胸满，振寒脉数，咽干不渴，时时出浊唾腥臭，久久吐脓如粳米粥者，为肺痈，桔梗汤主之。

肺痈，胸满胀，一身面目浮肿，鼻塞清涕出，不闻香臭酸辛，咳逆上气，喘鸣迫塞，葶苈大枣泻肺汤主之。

寸口脉数，跌阳脉紧，寒热相搏，故振寒而咳。

跌阳脉浮缓，胃气如经，此为肺痈。

问曰：振寒发热，寸口脉滑而数，其人饮食起居如故，此为痈肿病。医反不知，而以伤寒治之，应不愈也。何以知有脓？脓之所在，何以别知其处？师曰：假令脓在胸中者^①，为肺痈。其人脉数，咳唾有脓血。设脓未成，其脉自紧数。紧去但数，脓为已成也。

夫病吐血，喘咳上气，其脉数，有热，不得卧者，死。上气，面浮肿，肩息，其脉浮大，不治。又加利尤甚。上气燥而喘者，属肺胀，欲作风水，发汗则愈。一云：**咳而上气，肺胀，其脉沉，心下有水气也。**《千金》《要略》《外台》**"沉"作"浮"**。

夫酒家咳者，必致吐血，此坐极饮过度所致也。

咳家，脉弦为有水，可与十枣汤下之。

咳而脉浮，其人不渴不食，如是四十日乃已。一云三十日。咳而时发热，脉卒弦者，非虚也。此为胸中寒实所致也，当吐之。

---

① 脓：原作"痈"，据影宋本、元本改。

咳家，其脉弦，欲行吐药，当相人强弱而无热，乃可吐之。其脉沉者，不可发其汗。

久咳数岁，其脉弱者，可治；实大数者，不可治。

其脉虚者，必苦冒，其人本有支饮在胸中故也，治属饮家。

问曰：夫饮有四，何谓也？师曰：有淡饮，一云留饮。有悬饮，有溢饮，有支饮。问曰：四饮何以为异？师曰：其人素盛今瘦，水走肠间，沥沥有声，谓之淡饮。饮后水流在胁下，咳唾引痛，谓之悬饮。饮水流行，归于四肢，当汗出而不汗出，身体疼重，谓之溢饮。咳逆倚息，短气不得卧，其形如肿，谓之支饮。

留饮者，胁下痛引缺盆，咳嗽转甚。一云辄已。

胸中有留饮，其人短气而渴，四肢历节痛，其脉沉者，有留饮。

夫心下有留饮，其人背寒冷大如手。

病者脉伏，其人欲自利，利者反快，虽利，心下续坚满，此为留饮欲去故也。甘遂半夏汤主之。

病淡饮者，当以温药和之。

心下有淡饮，胸胁支满，目眩，甘草汤主之。

病溢饮者，当发其汗，小青龙汤主之。

支饮，亦喘而不能卧，加短气，其脉平也。

膈间支饮，其人喘满，心下痞坚，面色黧黑，其脉沉紧，得之数十日，医吐下之，不愈，木防己汤主之。

呕家本渴，渴者为欲解，今反不渴，心下有支饮故也，小半夏汤主之。心下有支饮，其人苦冒眩，泽泻汤主之。

夫有支饮家，咳烦，胸中痛者，不卒死，至一百日或一岁，可与十枣汤。

膈上之病，满喘咳吐，发则寒热，背痛，腰疼，目泣自出，目泣自出，一作目眩。其人振振身瞤剧，必有伏饮。

夫病人饮水多，必暴喘满。凡食少饮多，心下水停，甚者则悸，微者短气。

脉双弦者，寒也。皆大下后喜虚。脉偏弦者，饮也。肺饮不弦，但喜喘短气。

病人一臂不遂，时复转移在一臂，其脉沉细，非风也，必有饮在上焦。其脉虚者为微劳，荣卫气不周故也，久久自瘥。一云冬自瘥。

腹满，口舌干燥，此肠间有水气也，防己椒目葶苈大黄丸主之。假令瘦人脐下悸，吐涎沫而癫眩者，水也，五苓散主之。

先渴却呕，为水停心下，此属饮家，半夏加茯苓汤主之。

水在心，心下坚筑短气，恶水不欲饮。水在肺，吐涎沫，欲饮水。水在脾，少气身重。水在肝，胁下支满，嚏而痛。水在肾，心下悸。

·平痈肿肠痈金疮浸淫脉证第十六·

脉数，身无热，内有痈也。一云：**腹无积聚，身无热脉数**。此为肠有脓。薏苡附子败酱汤主之。

诸浮数脉，应当发热，而反洒淅恶寒，若有痛处，当发其痈。

脉微而迟，必发热，弱而数，为振寒，当发痈肿。

脉浮而数，身体无热，其形嘿嘿，胸中微燥，不知痛之所在，此人当发痈肿。

脉滑而数，数则为热，滑则为实，滑则主荣，数则主卫，荣卫相逢，则结为痈。热之所过，则为脓也。

师曰：诸痈肿，欲知有脓与无脓，以手掩肿上，热者为有脓，不热者为无脓也。

问曰：官羽林妇病，医脉之，何以知妇人肠中有脓，为下之则愈？师曰：寸口脉滑而数，滑则为实，数则为热，滑则为荣，数则为卫，卫数下降，荣滑上升。荣卫相干，血为浊败，少腹痞坚，小便或涩，或时汗出，或复恶寒，脓为已成。设脉迟紧，聚为瘀血，下之则愈。

肠痈之为病，其身体甲错，腹皮急，按之濡如肿状。肠痈者，小腹肿，按之则痛，小便数如淋，时时发热，自汗出，复恶寒，其脉迟紧者，脓未成，可下之，当有血。脉洪数者，脓已成，不可下也，大黄牡丹汤主之。

问曰：寸口脉微而涩，法当亡血，若汗出，设不汗云何？答曰：若身有疮，被刀器所伤，亡血故也。

浸淫疮，从口起流向四肢者，可治；从四肢流来入口者，不可治。

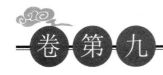

·平妊娠分别男女将产诸证第一·

脉平而虚者，乳子法也。经云：阴搏阳别，谓之有子。此是血气和调，阳施阴化也。诊其手少阴脉动甚者，妊子也。少阴，心脉也。心主血脉，又肾名胞门子户，尺中肾脉也。尺中之脉，按之不绝，法妊娠也。左右三部脉沉浮正等，按之无绝者，妊娠也。妊娠初时，寸微小，呼吸五至。三月而尺数也。脉滑疾，重以手按之散者，胎已三月也。脉重手按之不散，但疾不滑者，五月也。

妇人妊娠四月，欲知男女法，左疾为男，右疾为女，俱疾为生二子。

又法，得太阴脉为男，得太阳脉为女。太阴脉沉，太阳脉浮。

又法，左手沉实为男，右手浮大为女。左右手俱沉实，猥生二男；左右手俱浮大，猥生二女。

又法，尺脉左偏大为男，右偏大为女，左右俱大产二子。大者如实状。

又法，左右尺俱浮，为产二男，不尔则女作男生。左右尺俱沉为产二女，不尔则男作女生也。

又法，遣妊娠人面南行，还复呼之，左回首者是男，右回首者是女也。

又法，看上圊时，夫从后呼之，左回首是男，右回首是女也。

又法，妇人妊娠，其夫左乳房有核是男，右乳房有核是女也。

妇人怀妊离经，其脉浮，设腹痛引腰脊，为今欲生也。但离经者，不病也。

又法，妇人欲生，其脉离经，半夜觉，日中则生也。

·平妊娠胎动血分水分吐下腹痛证第二·

妇人怀胎，一月之时，足厥阴脉养。二月，足少阳脉养。三月，手心主脉养。四月，手少阳脉养。五月，足太阴脉养。六月，足阳明脉养。七月，手太阴脉养。八月，手阳明脉养。九月，足少阴脉养。十月，足太阳脉养。诸阴阳各养三十日活儿。手太阳、少阴不养者，下主月水，上为乳汁，活儿养母。怀娠者不可灸刺其经，必堕胎。

妇人怀娠三月而渴，其脉反迟者，欲为水分。复腹痛者，必堕胎。

脉浮汗出者，必闭。其脉数者，必发痈脓。五月、六月脉数者，必向坏。脉紧者，必胞满。脉迟者，必腹满而喘。浮者，必水坏为肿。

问曰：有一妇人，年二十所，其脉浮数，发热呕咳，时下利，不欲食，脉复浮，经水绝，何也？师曰：法当有娠。何以故？此虚家法当微弱，而反浮数，此为戴阳。阴阳和合，法当有娠。到立秋，热当自去。何以知然？数则为热，热者是火，火是木之子，死于未。未为六月位，土王，火休废，阴气生，秋节气至，火气当罢，热自除去，其病即愈。

师曰：乳后三月有所见，后三月来，脉无所见，此便是躯。有儿者护之，恐病利也，何以故？怀身阳气内养，乳中虚冷，故令儿利。

妇人怀娠，六月、七月，脉弦发热，其胎逾腹，腹痛恶寒，寒著小腹如扇之状。所以然者，子脏开故也，当以附子汤温其脏。

妇人妊娠七月，脉实大牢强者生，沉细者死。

妇人妊娠八月，脉实大牢强弦紧者生，沉细者死。

妇人怀躯六月、七月，暴下斗余水，其胎必倚而堕。此非时，孤浆预下故也。

师曰：寸口脉洪而涩，洪则为气，涩则为血。气动丹田，其形即温。涩在于下，胎冷若冰。阳气胎活，阴气必终。欲别阴阳，其下必僵。假令阳终，畜然若杯。

问曰：妇人妊娠病，师脉之，何以知此妇人双胎，其一独死，其一独生，而为下其死者，其病即愈，然后竟免躯，其脉何类？何以别之？师曰：寸口脉，卫气平调，荣气缓舒。阳施阴化，精盛有余，阴阳俱盛，故知双躯。今少阴微紧，血即浊凝，经养不周，胎则偏夭。小腹冷满，膝膑疼痛，腰重起难，此为血痹。若不早去，害母失胎。

师曰：妇人有胎腹痛，其人不安，若胎病不长，欲知生死，令人摸之，如覆杯者则男，如肘头参差起者女也。冷在何面，冷者为死，温者为生。

师曰：妇人有漏下者，有半生后因续下血，都不绝者，有妊娠下血者。假令妊娠腹中痛，为胞漏，一作阻。胶艾汤主之。

妇人妊娠，经断三月，而得漏下，下血四五日不止，胎欲动，在于脐下，此为癥痼害①。妊娠六月动者，前三月经水利时，胎也。下血者，后断三月，衃也。所以下血不止者，其癥不去故也。当下其癥，宜桂枝茯苓丸。

问曰：妇人病，经水断一二月，而反经来，今脉反微涩，何也？师曰：此前月中，若当下利，故令妨经。利止，月经当自下，此非躯也。

妇人经自断而有躯，其脉反弦，恐其后必大下，不成躯也。

妇人怀躯，七月而不可知，时时衄血而转筋者，此为躯也。衄时嚏而动者，非躯也。

脉来近去远，故曰反，以为有躯，而反断，此为有阳无阴故也。

妇人经月下，但为微少。师脉之，反言有躯，其后审然，其脉何类？何以别之？师曰：寸口脉阴阳俱平，荣卫调和，按之滑，浮之则轻，阳明、少阴，各如经法，身反洒淅，不欲食饮，头痛心乱，呕哕欲吐，呼则微数，吸则不惊，阳多气溢，阴滑气盛，滑则多实，六经养成，所以月见，阴见阳精，汁凝胞散，散者损堕。设复阳盛，双妊二胎。今阳不足，故令激经也。

妇人妊娠，小便难，饮如故，当归贝母苦参丸主之。

妇人妊娠有水气，身重，小便不利，洒洒恶寒，起即头眩，葵子茯苓汤主之。

妇人妊娠，宜服当归散，即易产无疾苦。

师曰：有一妇人来诊，一作脉。自道经断不来。师言：一月为衃，二月为血，三月为居经。是定作躯也，或为血积，譬如鸡乳子，热者为禄，寒者多浊，且当须后月复来，经当入月几日来。假令以七日所来，因言且须后月十日所来相问。设其主复来者，因脉之，脉反沉而涩，因问曾经半生，若漏

---

① 癥痼害：原无，据《金匮要略方论》补。

下亡血者，定为有躯。其人言实有是，宜当护之。今经微弱，恐复不安。设言当奈何？当为合药治之。

师曰：有一妇人来诊，自道经断，脉之，师曰：一月血为闭，二月若有若无，三月为血积，譬如鸡伏子，中寒即浊，其热即禄，欲令胎寿，当治其母，侠寒怀子，命不寿也。譬如鸡伏子，试取鸡一毛拔去，覆子不遍，中寒者浊。今夫人有躯，小腹寒，手掌反逆，奈何得有躯？妇人因言，当奈何？师曰：当与温经汤。设与夫家俱来者，有躯。与父母家俱来者，当言寒多，久不作躯。

师曰：有一妇人来诊，因言阴阳俱和调，阳气长，阴气短，俱出不入，去近来远，故曰反。以为有躯，偏反血断，断来几日，假令审实者，因言急当治，恐经复下。设令宫中人，若寡妇无夫，曾夜梦寐交通，邪气或怀，久作癥瘕，急当治，下服二汤①。设复不愈，因言发汤，当中。下胎而反不下，此何等意邪？可使且将视赤乌。**一作赤马。**师曰：若宫里张氏，不瘥复来相问。**臣亿等详此文理脱误不属。无本可校，以示阙疑，余皆仿此。**

师曰：脉妇人得平脉，阴脉小弱，其人渴，不能食，无寒热，名为躯，桂枝汤主之②，法六十日当有娠。设有医治逆者，却一月加吐下者，则绝之。方在《伤寒》中。

妇人脉平而虚者，乳子法也。平而微实者，奄续法也。而反微涩，其人不亡血、下利，而反甚，其脉虚，但坐乳大儿及乳小儿，此自其常，不能令甚虚竭，病与亡血虚等，必眩冒而短气也。

师曰：有一妇人好装衣来诊，而得脉涩，因问曾乳子下利，乃当得此脉耳，曾半生漏下者，可。设不者，经断三月、六月。设乳子漏下，可为奄续，断小儿勿乳，须利止。复来相问，脉之。

师曰：寸口脉微迟，尺微于寸，寸迟为寒，在上焦，但当吐耳。今尺反虚，复为强下之。如此，发胸满而痛者必吐血，少腹痛、腰脊痛者必下血。

师曰：寸口脉微而弱，气血俱虚，若下血、呕吐、汗出者可；不者，趺阳脉微而弱。春以胃气为本，吐利者可；不者，此为水气，其腹必满，小便则难。

妇人常呕吐而胃反，若常喘，**一作多睡。**其经又断，设来者，必少。

---

① 二：原作"耳"，据影宋本、元本改。
② 汤：原无，据《金匮要略方论》补。

师曰：有一妇人，年六十所，经水常自下，设久得病利，小腹坚满者为难治。

师曰：有一妇人来诊，言经水少，不如前者，何也？师曰：曾更下利，若汗出、小便利者可。何以故？师曰：亡其津液，故令经水少。设经下反多于前者，当所苦困。当言恐大便难，身无复汗也。

师曰：寸口脉沉而迟，沉则为水，迟则为寒，寒水相搏，趺阳脉伏，水谷不化，脾气衰则鹜溏，胃气衰则身体肿。少阳脉革，少阴脉细，男子则小便不利，妇人则经水不通，经为血，血不利则为水，名曰血分。一作水分。

师曰：寸口脉沉而数，数则为出，沉则为入，出则为阳实，入则为阴结。趺阳脉微而弦，微则无胃气，弦则不得息。少阴脉沉而滑，沉则为在里，滑则为实，沉滑相搏，血结胞门，其藏不泻，经络不通，名曰血分。

问曰：病有血分，何谓也？师曰：经水前断，后病水，名曰血分。此病为难治。

问曰：病有水分，何谓也？师曰：先病水，后经水断，名曰水分。此病易治。何以故？去水，其经自当下。

脉濡而弱，弱反在关，濡反在巅。迟在上，紧在下。迟则为寒，名曰浑。阳浊则湿，名曰雾。紧则阴气栗，脉反濡弱。濡则中湿，弱则中寒，寒湿相搏，名曰痹。腰脊骨节苦烦，肌为不仁，此当为痹。而反怀躯，迟归经。体重，以下脚为跗肿，按之没指，腰冷不仁，此为水怀。喘则倚息，小便不通，紧脉为呕，血气无余，此为水分。荣卫乖亡，此为非躯。

·平产后诸病郁冒中风发热烦呕下利证第三·

问曰：新产妇人有三病：一者病痉，亦作痓，二者病郁冒，三者大便难，何谓也？师曰：新产亡血虚，多汗出，喜中风，故令病痉。何故郁冒？师曰：亡血复汗，寒多，故令郁冒。何故大便难？师曰：亡津液，胃燥，故大便难。产妇郁冒，其脉微弱，呕不能食，大便反坚，但头汗出。所以然者，血虚而厥，厥而必冒，冒家欲解，必大汗出，以血虚下厥，孤阳上出，故但头汗出。所以产妇喜汗出者①，亡阴血虚，阳气独盛，故当汗出，阴阳乃复。其大便坚，若呕不能食者，小柴胡汤主之。病解能食，七八日而更发热者，此为胃热气实，承气汤主之。方在《伤寒》中。

妇人产得风，续之数十日不解，头微痛，恶寒，时时有热，心下坚，干呕，汗出，虽久，阳旦证续在，可与阳旦，方在《伤寒》中，桂枝是也。

妇人产后，中风发热，面正赤，喘而头痛，竹叶汤主之。

妇人产后腹中疠痛，可与当归羊肉汤。

师曰：产妇腹痛，烦满不得卧，法当枳实芍药汤主之。假令不愈者，此为腹中有干血著脐下，宜下瘀血汤。

妇人产后七八日，无太阳证，少腹坚痛，此恶露不尽，不大便四五日，跌阳脉微，实再倍，其人发热，日晡所烦躁者，不能食，谵语，利之则愈，宜承气汤。以热在里，结在膀胱也。方在《伤寒》中。

妇人产中虚，烦乱呕逆，安中益气，竹皮大丸主之。

妇人热利，重下，新产虚极，白头翁加甘草汤主之。《千金方》加阿胶。

·平带下绝产无子亡血居经证第四·

师曰：妇人带下，六极之病，脉浮则为肠鸣腹满，紧则为腹中痛，数则为阴中痒，洪则生疮，弦则阴疼掣痛。

师曰：带下有三门，一门胞门，二门龙门，三门玉门。已产属胞门，未产属龙门，未嫁女属玉门。

问曰：未出门女有三病，何谓也？师曰：一病者，经水初下，阴中热，或有当风，或有扇者。二病者，或有以寒水洗之。三病者，或见丹下，惊怖得病，属带下。

师曰：妇人带下，九实中事，假令得鼠乳之病，剧易，当剧有期，当庚辛为期。余皆仿此。

问曰：有一妇人，年五十所，病但苦背痛，时时腹中痛，少食多厌，喜

----

① 产：原作"生"，据《金匮要略方论》改。

䐜胀，其脉阳微，关尺小紧，形脉不相应，愿知所说。师曰：当问病者饮食何如。假令病者言，我不欲饮食，闻谷气臭者，病为在上焦。假令病者言，我少多为欲食，不食亦可，病为在中焦。假令病者言，我自饮食如故，病在下焦，为病属带下，当以带下治之[①]。

妇人带下，经水不利，腹满痛，经一月再见，土瓜根散主之。

妇人带下，脉浮，恶寒，漏下者，不治。

师曰：有一妇人将一女子年十五所来诊，言女子年十四时经水自下，今经反断，其母言恐怖。师曰：言此女为是夫人亲女，非耶？若亲女者，当相为说之。妇人因答言：自是女尔。师曰：所以问者无他，夫人年十四时，亦以经水下，所以断。此为避年，勿怪，后当自下。

妇人小腹冷，恶寒久，年少者得之，此为无子；年大者得之，绝产。

师曰：脉微弱而涩，年少得此为无子，中年得此为绝产。

师曰：少阴脉浮而紧，紧则疝瘕，腹中痛，半产而堕伤。浮则亡血，绝产，恶寒。

师曰：肥人脉细，胞有寒，故令少子。其色黄者，胸上有寒。

妇人小腹硍磊转痛，而复自解，发作无常，经反断，膀胱中结坚急痛，下引阴中气冲者，久必两胁拘急。

问曰：妇人年五十所，病下利，数十日不止，暮则发热，小腹里急痛，腹满，手掌热，唇口干燥，何也？师曰：此病属带下。何以故？曾经半产，瘀血在小腹中不去。何以知之？其证唇口干燥，故知之。当与温经汤。

问曰：妇人病下利，而经水反断者，何也？师曰：但当止利，经自当下，勿怪。所以利不止而经断者，但下利亡津液，故经断。利止，津液复，经自当下。

妇人血下，咽干而不渴，其经必断，此荣不足，本自有微寒，故不引饮。渴而引饮者，津液得通，荣卫自和，其经必复下。

师曰：寸口脉微而涩，微则卫气不足，涩则血气无余。卫不足，其息短，其形燥；血不足，其形逆，荣卫俱虚，言语谬误。趺阳脉微而涩，微则胃气虚，虚则短气，咽燥而口苦，胃热涩则失液。少阴脉微而迟，微则无精，迟则阴中寒，涩则血不来，此为居经，三月一来。

师曰：脉微血气俱虚，年少者亡血也。乳子下利为可，不者，此为居

---

① 当以带下：原无，据元本补。

经，三月一来。

问曰：妇人妊娠三月，师脉之，言此妇人非躯，今月经当下。其脉何类？何以别之？师曰：寸口脉，卫浮而大，荣反而弱，浮大则气强，反弱则少血，孤阳独呼，阴不能吸，二气不停，卫降荣竭，阴为积寒，阳为聚热，阳盛不润，经络不足，阴虚阳往，一作实。故令少血。时发洒淅，咽燥汗出，或溲稠数，多唾涎沫，此令重虚。津液漏泄，故知非躯，畜烦满溢，月禀一经，三月一来，阴盛则泻，名曰居经。

问曰：妇人年五十所，一朝而清血，二三日不止，何以治之？师曰：此妇人前绝生，经水不下，今反清血，此为居经，不须治，当自止。经水下常五日止者，五日愈。

妇人月经一月再来者，经来，其脉欲自如常。而反微，不利，不汗出者，其经二月必来。

·平郁冒五崩漏下经闭不利腹中诸病证第五·

问曰：妇人病经水适下，而发其汗，则郁冒不知人，何也？师曰：经水下，故为里虚，而发其汗，为表复虚，此为表里俱虚，故令郁冒也。

问曰：妇人病如癫疾郁冒，一月二十余发。师脉之，反言带下，皆如师言，其脉何类？何以别之？师曰：寸口脉濡而紧，濡则阳气微，紧则荣中寒，阳微卫气虚，血竭凝寒，阴阳不和，邪气舍于荣卫。疾起少年时，经水来以合房室，移时过度，精感命门开，经下血虚，百脉皆张，中极感阳动，微风激成寒，因虚舍荣卫，冷积于丹田，发动上冲，奔在胸膈，津液掩口入，涎唾涌溢出，眩冒状如厥，气冲髀里热，粗医名为癫，灸之，因大剧。

问曰：妇人病苦气上冲胸，眩冒，吐涎沫，髀里气冲热。师脉之，不名带下，其脉何类？何以别之？师曰：寸口脉沉而微，沉则卫气伏，微则荣气绝，阳伏则为疹，阴绝则亡血。病当小便不利，津液闭塞，今反小便通，微汗出，沉变为寒，咳逆呕沫，其肺成痿，津液竭少，亡血损经络，因寒为血厥，手足苦痹，气从丹田起，上至胸胁，沉寒怫郁于上，胸中窒塞，气历阳部，面翕如醉，形体似肥。此乃浮虚，医反下之，长针，复重虚荣卫，久发

脉经

卷第九

眩冒，故知为血厥也。

问曰：五崩何等类？师曰：白崩者形如涕，赤崩者形如绛津，黄崩者形如烂瓜，青崩者形如蓝色，黑崩者形如衃血也。

师曰：有一妇人来脉，反得微涩，法当吐，若下利，而言不。因言夫人年几何，夫人年七七四十九，经水当断，反至今不止，以故致此虚也。

寸口脉弦而大，弦则为减，大则为芤，减则为寒，芤则为虚，寒虚相搏，脉则为革，妇人则半产、漏下，旋覆花汤主之。

妇人陷经漏下，黑不解，胶姜汤主之。

妇人经水不利，抵当汤主之。方在《伤寒》中。

妇人经水闭不利，脏坚僻不止，中有干血，下白物，矾石丸主之。

妇人腹中诸疾痛，当归芍药散主之。一云：治怀妊腹中疼痛。

妇人腹中痛，小建中汤主之。方在《伤寒》中。一云：腹中痛，小便利，理中汤主之。

·平咽中如有炙胬喜悲热入血室腹满证第六[①]·

妇人咽中如有炙胬状，半夏厚朴汤主之。

妇人脏燥，喜悲伤，欲哭，象如神灵所作，数欠，甘草小麦汤主之。

妇人中风，发热恶寒，经水适来，得之七八日热除，脉迟，身凉，胸胁下满如结胸状，其人谵语，此为热入血室。当刺期门，随其虚实而取之。

妇人中风七八日，续有寒热，发作有时，经水适断者，此为热入血室，其血必结，故使如疟状，发作有时，小柴胡汤主之。方在《伤寒》中。

妇人伤寒发热，经水适来，昼日了了，暮则谵语，如见鬼状，此为热入血室，无犯胃气，若上二焦，必当自愈。二字疑。

阳明病，下血而谵语，此为热入血室，但头汗出者，当刺期门，随其实而泻之，濈然汗出者则愈。

妇人小腹满如敦敦状，《要略》云满而热。小便微难而不渴，生后"生后"疑者，此为水与血并结在血室，大黄甘遂汤主之。

---

① 胬：原作"腐"，据《金匮要略方论》改。下同。

·平阴中寒转胞阴吹阴生疮脱下证第七·

妇人阴寒，温中坐药，蛇床子散主之。

妇人著坐药，强下其经，目眶为痛，足跟难以践地，心中状如悬。

问曰：有一妇人病，饮食如故，烦热不得卧，而反倚息者，何也？师曰：此病转胞，不得溺也。何以故？师曰：此人故肌盛，头举身满，今反羸瘦，头举中空感，一作减。胞系了戾，故致此病。但利小便则愈，宜服肾气丸，以中有茯苓故也。方在《虚劳》中。

师曰：脉得浮紧，法当身躯疼痛。设不痛者，当射云何，因当射言。若肠中痛、腹中鸣、咳者，因失便，妇人得此脉者，法当阴吹。

师曰：寸口脉浮而弱，浮则为虚，弱则为无血，浮则短气，弱则有热，而自汗出。

趺阳脉浮而涩，浮则气满，涩则有寒，喜噫吞酸。其气而下，少腹则寒。

少阴脉弱而微，微则少血，弱则生风，微弱相搏，阴中恶寒，胃气下泄，吹而正喧。

师曰：胃气下泄，阴吹而正喧①，此谷气之实也，膏发煎导之。

少阴脉滑而数者，阴中则生疮。

少阴脉数则气淋，阴中生疮。

妇人阴中蚀疮烂，狼牙汤洗之。

妇人脏肿如瓜，阴中疼引腰痛者，杏仁汤主之。

少阴脉弦者，白肠必挺核。

少阴脉浮而动，浮为虚，动为痛，妇人则脱下。

---

① 阴：原无，据《金匮要略方论》补。

脉经

卷第九

·平妇人病生死证第八·

诊妇人漏血下赤白，日下血数升，脉急疾者，死；迟者，生。

诊妇人漏下赤白不止，脉小虚滑者，生；大紧实数者，死。

诊妇人新生乳子，脉沉小滑者，生；实大坚弦急者，死。

诊妇人疝、瘕、积、聚，脉弦急者，生；虚弱小者，死。

诊妇人新生乳子，因得热病，其脉弦小，四肢温者，生；寒清者，死。

诊妇人生产，因中风、伤寒、热病，喘鸣而肩息，脉实大浮缓者，生；小急者，死。

诊妇人生产之后，寸口脉焱疾不调者，死；沉微附骨不绝者，生。

金疮在阴处，出血不绝，阴脉不能至阳者，死；接阳而复出者，生。

·平小儿杂病证第九·

小儿脉，呼吸八至者平，九至者伤，十至者困。

诊小儿脉，多雀斗，要以三部脉为主。若紧为风痫，沉者乳不消，弦急者客忤气。

小儿是其日数应变蒸之时，身热脉乱，汗不出，不欲食，食辄吐呃者，脉乱无苦也

小儿脉沉而数者，骨间有热，欲以腹按冷清也。

小儿大便赤，青瓣，飧泄，脉小，手足寒，难已；脉小，手足温，易已。

小儿病困，汗出如珠，着身不流者，死。

小儿病，其头毛皆上逆者，必死。耳间青脉起者，瘈痛。

小儿病而囟陷入，其口唇干，目皮反，口中出气冷，足与头相抵，卧不举身，手足四肢垂，其卧正直，如得缚，其掌中冷，皆死。至十日，不可复治之。

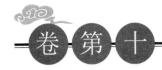

·手检图二十一部·

经言：肺者，人之五脏华盖也，上以应天，解理万物，主行精气，法五行、四时，知五味。寸口之中，阴阳交会，中有五部。前、后、左、右，各有所主，上、下、中央，分为九道。浮、沉、结、散，知邪所在，其道奈何？岐伯曰：脉大而弱者，气实血虚也；脉大而长者，病在下候；浮直上下交通者，阳脉也。坚在肾，急在肝，实在肺。前如外者，足太阳也；中央如外者，足阳明也；后如外者，足少阳也。中央直前者，手少阴也；中央直中者，手心主也；中央直后者，手太阴也。前如内者，足厥阴也；中央如内者，足太阴也；后如内者，足少阴也。前部左右弹者，阳跷也；中部左右弹者，带脉也；后部左右弹者，阴跷也。从少阳之厥阴者，阴维也；从少阴之太阳者，阳维也。来大时小者，阴络也；来小时大者，阳络也。

前如外者，足太阳也。动，苦头、项、腰痛，浮为风，涩为寒热，紧为宿食。

前如外者，足太阳也。动，苦目眩，头、颈、项、腰、背强痛也。男子阴下湿，女子月水不利，少腹痛，引命门、阴中痛，子脏闭。浮为风，涩为寒血，滑为劳热，紧为宿食。针入九分，却至六分。

中央如外者，足阳明也。动，苦头痛，面赤，微滑，苦大便不利，肠鸣，不能食，足胫痹。

中央如外者，足阳明也。动，苦头痛，面赤热，浮微滑，苦大便不利，喜气满。滑者为饮，涩为嗜卧，肠鸣不能食，足胕痹。针入九分，却至六分。

后如外者，足少阳也。动，苦腰、背、胕、股、肢节痛。

后如外者，足少阳也。浮为气涩，涩为风、血，急为转筋，弦为劳。针入九分，却至六分。

上足三阳脉。

前如内者，足厥阴也。动，苦少腹痛，月经不利，子脏闭。

前如内者，足厥阴也。动，苦少腹痛与腰相连，大便不利，小便难，茎中痛，女子月水不利，阴中寒，子户瘫绝内，少腹急；男子疝气，两丸上入，淋也。针入六分，却至三分。

中央如内者，足太阴也。动，苦胃中痛，食不下，咳唾有血，足胫寒，少气，身重，从腰上状如居水中。

中央如内者，足太阴也。动，苦腹满，上管有寒，食不下，病以饮食得之。沉涩者，苦身重，四肢不动，食不化，烦满，不能卧，足胫痛，苦寒，时咳血，泄利黄。针入六分，却至三分。

后如内者，足少阴也。动，苦少腹痛，与心相引背痛，淋。从高堕下，伤于内，小便血。

后如内者，足少阴也。动，苦少腹痛，与心相引背痛，淋。从高堕下，伤于尻内，便血里急，月水来，上抢心，胸胁满拘急，股里急也。针入六分，却至三分。

上足三阴脉。

前部左右弹者，阳跷也。动，苦腰背痛，微涩为风痫，取阳跷。

前部左右弹者，阳跷也。动，苦腰痛，癫痫，恶风，偏枯，僵仆羊鸣，痛痹，皮肤身体强—作淫痹。直取阳跷，在外踝上三寸，直绝骨是。

中部左右弹者，带脉也。动，苦少腹痛引命门，女子月水不来，绝继复下止，阴辟寒，令人无子，男子苦少腹拘急，或失精也。

后部左右弹者，阴跷也。动，苦癫痫，寒热，皮肤强—作淫痹。

后部左右弹者，阴跷也。动，苦少腹痛，里急，腰及髋窌下相连阴中痛，男子阴疝，女子漏下不止。

上阴跷、阳跷、带脉。

中央直前者，手少阴也。动，苦心痛微坚，腹胁急。实坚者，为感忤；纯虚者，为下利，肠鸣。滑者，为有娠，女子阴中痒痛，痛出玉门上一分前。

中央直中者，手心主也。动，苦心痛，面赤，食苦，咽多，喜怒。微浮者，苦悲伤，恍惚不乐也。涩为心下寒。沉为恐怖，如人捕之状也。时寒热，有血气。

中央直后者，手太阴也。动，苦咳逆，气不得息。浮为内风。紧涩者，胸中有积热，时咳血也，有沉热。

上手三阴脉。

从少阴斜至太阳，是阳维也。动，苦肌肉痹痒。

从少阴斜至太阳，是阳维也。动，苦癫，僵仆羊鸣，手足相引，甚者失音，不能言，癫疾。直取客主人，两阳维脉，在外踝绝骨下二寸。

从少阳斜至厥阴，是阴维也。动，苦癫痫，僵仆羊鸣。

从少阳斜至厥阴，是阴维也。动，苦僵仆，失音，肌肉淫，痒痹，汗出恶风。

脉来暂大暂小①，是阴络也。**一作结**。动，苦肉痹，应时自发，身洗洗也。

脉来暂小暂大者，是阳络也。**一作结**。动，苦皮肤痛，下部不仁，汗出而寒也。

上阳维、阴维、阳络、阴络脉。

前部横于寸口丸丸者，任脉也。动，苦少腹痛，逆气抢心，胸拘急，不得俯仰。

三部俱牢，直上直下者，冲脉也。动，苦胸中有寒疝。

三部俱浮，直上直下者，督脉也。动，苦腰脊强痛，不得俯仰。大人颠，小儿痫。

上任、冲、督三脉。②

肺脉之来也，如循榆叶，曰平。如风吹毛，曰病。状如连珠者死，期丙丁日，禺中日中。

心脉之来也，如反笋莞大，曰平。如连珠，曰病。前曲后居如带钩者，死。期壬癸日，人定夜半。

肝脉之来也，搏而弱，曰平。如张新弓弦，曰病。如鸡践地者，死。期

---

① 暂大暂小：原作"暂小暂大"，据影宋本、元本改。
② "上阳维"至"上任、冲、督三脉"，原无，据元本补。

庚辛日，晡时日入。

脾脉之来也，阿阿如缓，曰平。来如鸡举足，曰病。如鸟之啄，如水之漏者，死。期甲乙日，平旦日出。

肾脉之来也，微细以长，曰平。来如弹石，曰病。去如解索者，死，期戊己日，食时、日昳、黄昏、鸡鸣。

上平五脏脉①。

寸口中脉躁竟尺，关中无脉，应阳干阴也。动，苦腰背、腹痛，阴中若伤，足寒。刺足太阳，少阴直绝骨，入九分，灸太阴五壮。

尺中脉坚实竟关，寸口无脉，应阴干阳也。动，苦两胫腰重，少腹痛，癫疾。刺足太阴踝上三寸，针入五分。又灸太阳、阳跷，在足外踝上三寸直绝骨是也。

寸口脉紧，直至鱼际下，小按之如持维干—作鸡毛状，其病肠鸣，足痹痛酸，腹满不能食，得之寒湿。刺阳维，在外踝上三寸间也，入五分。此脉出鱼际。

寸口脉沉着骨，反仰其手，乃得之，此肾脉也。动，苦少腹痛，腰体酸，癫疾。刺肾俞，入七分。又刺阴维，入五分。

初持寸口中脉，如细坚状，久按之，大而深。动，苦心下有寒，胸胁苦痛，阴中痛，不欲近丈夫也，此阴逆。刺期门，入六分。又刺肾俞，入五分，可灸胃管七壮。

初持寸口中脉，如躁状洪大，久按之，细而牢坚。动，苦腰腹相引痛，以下至足胻重也，不能食。刺肾俞，入四分至五分，亦可灸胃管七壮。

尺寸俱沉，但有关上脉，苦寒，心下痛。

尺寸俱沉，关上无有者，苦心下喘。

尺寸俱数，有热；俱迟，有寒。

尺寸俱微，厥，血气不足，其人少气。

尺寸俱濡弱，发热，恶寒，出汗。—云内蕴热，手足逆冷，汗出。

寸口沉，胸中痛，引背。—云短气。

关上沉，心痛，上吞酸。

尺中沉，引背痛。

寸口伏，胸中有逆气。

----

① 此句原无，据元本补。

vertical
中华医典 第三辑

关上伏，有水气，泄溏。

尺中伏，水谷不消。

寸口弦，胸中拘急。一作心下愊愊。

关上弦，胃中有寒，心下拘急。

尺中弦，少腹、脐下拘急。

寸口紧，头痛，逆气。

关上紧，心下痛。

尺中紧，脐下少腹痛。

寸口涩，无阳，少气。

关上涩，无血，厥冷。

尺中涩，无阴，厥冷。

寸口微，无阳，外寒。

关上微，中实，一作胃虚。能食，故里急。一作无胃气。

尺中微，无阴，厥冷，腹中拘急。

寸口滑，胸满逆。

关上滑，中实逆。

尺中滑，下利，少气。

寸口数，即吐。

关上数，胃中有热。

尺中数，恶寒，小便赤黄。

寸口实，即生热；虚，即生寒。

关上实，即痛；虚，即胀满。

尺中实，即小便难，少腹牢痛；虚，即闭①。

寸口芤，吐血；微芤，衄血。

关上芤，胃中虚。

尺中芤，下血；微芤，小便血。

寸口浮，其人中风，发热、头痛。

关上浮，腹痛，心下满。

尺中浮，小便难。

寸口迟，上焦有寒。

---

① 闭：影宋本作"闭涩"，元本作"闭塞"。

关上迟，胃有寒。

尺中迟，下焦有寒，背痛。

寸口濡，阳弱，自汗出。

关上濡，下重。

尺中濡，少血，发热，恶寒。

寸弱，阳气少。

关弱，无胃气。

尺弱，少血。

上杂言三部二十四种脉①。

---

① 此句原无，据元本补。